看護婦だからできること Ⅱ

宮子あずさ

プロローグ

前回の『看護婦だからできること』は、書いた当人がびっくりするほどの反響をいただきました。それも、売れた数以上に、返ってきたお便りの数と内容が、すごかった——。

現在休職中の同業者から、〝またもう一回働いてみようかと思いました〟とのお便りが届いたかと思うと、これから進路を決める高校生ばかりではなく、すでに他の仕事についておられる方からも、〝これから看護婦になるつもりです〟というお便りをいただいたり。

私としては病棟の内輪話を、自分で笑いながら楽しんで書いた本だっただけに、こんなに多くの人に喜んでいただけるなんて、うれしいやらもったいないやら……。さらには、書いた自分自身も、〝やっぱり看護婦って悪くない仕事なのね〜〟と再確認して、ますます楽しく働いている今日このごろ、なのです。

で、今回はさらにその第二弾。

前回書ききれなかった話とともに、これから看護婦になろうと思っている人たちに役立つ情報も、合わせてお届けしたいと思います。

それというのも、看護婦という仕事は、〝天使〟〝プロフェッショナル〟と、その時々でいろいろなイメージで語られます。それゆえ、看護婦になるには、たいへんな資質が求められるものと思いこみ、看護婦になることに尻ごみしてしまう人が少なくないようです。

でも実際には、看護婦に求められる資質は、それほどたいへんなものではありません。看護婦という仕事を特別なものと考えず、この世界にたまたま入った私がつとまっているのですから。難しく考えすぎないでこの世界に入ってみたらいかがでしょうか。

この本では、私自身が看護婦になるまでの道筋をたどりながら、看護婦になることが、実はそれほど特別なことじゃないんだということをお伝えしたいと思います。

そして、看護婦が実はその辺にいる普通の女性で、時に怠けごころに鞭打《むちう》ったり、めげそうになりながらも働いていて、あなたにもできそうな仕事なんだということを、感じていただければ幸いです。

看護婦だからできること II

目次

第二章・あなたの疑問に答える　体験的看護婦への道編

看護婦だからできること Ⅱ

第一章

腕がなるなる　看護婦の仕事編

三日やらぬと指がなる？——摘便

下の世話の大切さ・奥の深さについては、前の本でもさんざん書きましたが、一般の方にとって最も衝撃的な処置は、なんといっても摘便《てきべん》でしょう。ここでは、その摘便について、少しお話ししようと思います。

私が初めて摘便をしたのは、看護学校の二年生の時。外科実習で受け持った四十代の乳がんの患者さんで、彼女は手術後、ものすごい便秘で苦しんでいたのです。

ある朝私が彼女のもとを訪れると、同じ部屋の患者さんが、

「トイレに行ったきり三十分も出てこない」

と心配そうに教えてくれました。

すぐにトイレに行くと、一番奥の個室から彼女の苦しそうなうめき声が……。

「宮子さん、出ないのよ〜。そこまで来てるんだけど、どうしても出ないのよ〜」

私はすぐに先輩の看護婦に教えを請い、

「手袋はめて指でかき出してあげなさい」

のひと声で、患者さんとともに個室にこもることになったのでした。

「もう少しかがんで。そう、もう少しで出ますからね」

「ごめんなさいね、こんなことまでさせちゃって。でも、もうちょっとで出そう」

二人とももう必死で、大声をかけ合いながら、とにかくうんこを出そうと必死。そしてついに一気に出てきたときは、冗談ではなく、二人で抱き合って、狭い個室の中で万歳したものでした。

「ありがとう、宮子さん。まるでお産みたいだね」

そう言った彼女の目には涙がきらり。その当時は感動の涙だと思って私も一緒に涙したんですが、今にして思うと、いきみすぎたゆえの涙だったのかもしれません。

――これは、あとから考えるとけっこう笑える光景でした。でも、とにかくそのうんこが出た時には、もう本当にうれしくて、お互い我を忘れていました。うんこひとつであれだけ感動することはもうないかもしれません。あの摘便は、看護学生時代の一番の思い出のひとつです。

それ以来、私は排泄物《はいせつぶつ》に関する抵抗感が、それまでにも増してなくなったよう。便が入り口で固くなって肛門《こうもん》にふたをしているような患者さんでは、浣腸《かんちょう》するにせよ、まずは入り口のふたを取らないと薬も効きにくいのです。そんな時には、私はまず摘便してから、浣腸する。患者さんは、一瞬苦痛があったとしても、そのほうが、結果的には楽な場合が多いようです。

これをやっていると患者さんからも、その家族からも、

「看護婦さんがそこまでやるなんて……。本当にたいへんな仕事ですねえ」

などとても感心されます。でも、やってる私のほうは別にそれほど大変なことをしているというつもりはありません。むしろ、詰まってるものを出すという行為自体には、自分までがすっきりするような、カタルシスがある――。これはけっして私が変態なのではなく、看護婦には摘便のファンが少なくないんです。

先日、違う病院に勤める友人から、勤務交代したという報告の電話をもらいました。勤務交代とは、同じ病院の中で、違うセクションに移ること。病棟間の異動のこともあれば、手術室や外来といった、病棟以外のセクションへの異動のこともあります。彼女の場合、長年勤務したリハビリ病棟から、救急救命を主とするＩＣＵ（集中治療室）への、勤務交代でした。

就職してすぐリハビリ病棟に勤務した彼女は、それまでの六年間に、人の死に立ち会っ

たことがないと言います。

「急変なんかもなかったから、心肺蘇生《しんぱいそせい》ったってわからないわよ～。またばかなことして落ち込む日々かと思うと、本当に気が重いわ～」

と深刻に悩む彼女。話せば話すほど、口調はますます不満気になっていきます。看護婦六年目となれば、そこそこ自分の仕事に自信も出てきたところだし、ゼロから新しいことを勉強して、また失敗をくり返して学んでいくのかと思うと、気が重くなるのは当然でしょう。

しかし、そんな現実的な不満以上に、彼女が不満だったのは摘便から遠ざかることだった節も――。

「病棟のみんなから、あっち行ったら指がなるんじゃないの～って言われてるわよ。たっぷりうんこをかき出した時って、胸のつかえが取れるような、なんとも言えない充実感があるじゃない？　あれがなくなったら、さぞかし仕事のストレスがたまるんじゃないかって、今から不安だよ～」

彼女のグチを聞きながら、私だってこの先ずっと摘便がないようなセクションに行ったらけっこうストレスだろうな、なんて考えていました。

でも、救急の患者さんとのかかわりは、緊張感あふれるおもしろさがあるのもまた、事実です。
「たしかに、心筋梗塞《しんきんこうそく》の急性期の人とか、へたに摘便したら命取りになっちゃうもんね。あれをしたから悪かったのかって思い返すのって、もうたまらないよね。ずっと前の話だけど、心筋梗塞で入ってきたおばあちゃんが吐いて、寝巻きもシーツもげろだらけになって、仕方なく寝巻きもシーツも換えたのよ。そうしたら、その直後にものすごい不整脈が出て、結局心停止しちゃったのよね。もう九十歳近い人で何回も心筋梗塞起こしてたから、いずれそうなったとは思うんだけど。そんないたしかたないことだって、やっぱり看護婦としてはショックだったなあ。ＩＣＵだったら、そんな命に直接かかわる場面ばっかりになっちゃうんだろうから、また摘便とは別のやりがいがあるんじゃないの？」

と私が言えば、

「そうねえ、また緊張感あふれる日々っていうのもおもしろそうだなって思ってるの。看護婦になって、人が亡くなるのを見たことないのも、変な気がするし。ひと皮むけるチャンスにしなくっちゃね。そしてまた、摘便できるところに戻りたいわ〜」

と、彼女。うんこの話と生命の話が交錯するおかしな場所に、私たちはいつもいるんです。ところで、摘便というと、お年寄りや病気の人の世話をする人だけがやることだと思われるかもしれませんが、それが実はそうじゃない。これは私も病院で働くようになるまで知らなかったことなのですが、便秘がひどい女性のなかには、時に自分で摘便する人が本当にいるようなのです。

私も、入院歴があるくらいのすごい便秘。それでも神に誓って、そこまでしたことはありません。ところが、女性共通の話題の筆頭に上がるこの便秘について患者さん同士が語っているのを聞くと、そこでは、究極の苦労話として、しばしば〝指でかき出した〟という話が語られているのです。

摘便するのは看護婦だけではなかった！　普通の女の人も、いよいよとなれば、最後の手段——摘便を、選び取ることがある……。

そのことを知った私は、目からうろこが落ちる思いでした。当の話をしている女性は、本当に品のいい感じの中年女性。

「もう、トイレにしゃがんで必死にいきんで——。指でかき出したら、あとは滝のように出てきましたのよ」

なんて、しみじみ語り、聞いてるほうもその苦労わかりますとばかりに大きくうなずいているその様子は、客観的に見て、かなり妙ではありました。

でも、そんな話を聞いた時の気持ちっていうのがまた不思議で、人間のきれいとは言い難いところを知る割に、けっしていやな気はしない。みんな一生懸命生きてるんだな〜って、不思議な感動さえ覚えます。

このあいだも、

「私は入れ歯に何百万円も使って、便秘にもお金をかけています。食べ物の入り口と出口にこんなにお金をかけてばかみたいと思うけど、こればっかりはしょうがないですよねえ」

と、しみじみ言ったおばあちゃんがいました。う～ん。なんか、深い言葉。人間が生きていくのって、メンタルな部分だけじゃなく、フィジカルな部分だけでもたいへんなことなんですよね、きっと。

しかし、そんなふうにしみじみする話ばかりではもちろんなく、暴れる患者さんに殴られそうになりながら、自分も便まみれになって摘便をしたこともありました。

それは肝硬変の進んだ人で、肝臓で解毒《げどく》されるべき体内のアンモニアなど老廃物が脳にまわって意識障害を起こす、肝性脳症を発症しやすい人でした。こうした患者さんでは、便秘がなによりも禁忌。体内に排泄物が滞《とどこお》ることで、脳症をすぐに誘発してしまうからです。

その脳症にもいろいろなパターンがあって、眠ってしまう人とか、へらへらしてしまう人、怒る人、暴れる人と、いろいろなタイプがあります。脳症の症状ともとの性格の因果関係は不明。温和な人が怒りだすこともあれば、几帳面《きちょうめん》な人がへらへらしてしまうこともあり、症状の出方は予測しがたいものがあります。

いずれにしても、悪くなれば昏睡《こんすい》から死にいたるので、とにかく便秘を避け、症状が出たら解毒作用のある薬液を使って浣腸しまくるしかない。眠ってる人やへらへらしている患者さんにするのはまだいいのですが、怒ってる人、ましてや暴れている人に浣腸するとなると、男手を借りての、バイオレントな処置にならざるをえません。

その時も、すさまじい便秘から肝性脳症を悪化させて暴れている患者さんに、摘便をどうしてもしなければならないことになりました。

看護婦が総出で患者さんを押さえつけるなか、私はまず摘便し、必死に彼の肛門に浣腸の管を入れようとします。ところが身体《からだ》をよじり、大暴れする彼の肛門をねらうのは、それだけで神業《かみわざ》級の難しさ。それでも必死にみんなで押さえつけ、なんとか浣腸はしたものの、今度は便意を我慢させるために肛門をガーゼで思いっきり押さえなくてはなりません。

その時はもう、本当に命がけ。

「ごめんなさいね。どうしても便を出さないとよくならないのよ！」

と最初はそれなりに説得しようとしていた私たちも、しまいには口々に、

「私たちだって、好きでやってんじゃないのよ〜！　やんないですむならやりたかないのよ〜！」

と、もう絶叫。

その間にも、肛門を押さえていたはずのガーゼは吹っ飛び、使い捨て手袋をしているとはいえ、だれのものかわからない手が直接彼の肛門に触れ、そこに指を入れ、なにがなんだかわからないバトルになってしまうのでした。

そして、すさまじい雄叫《おたけ》びとともに出始めた便は、飛び散ることを予想して敷かれたベッド上の紙おむつの上に怒濤《どとう》のように流れ、私たちの予想以上の勢いで、あとからあとから肛門から噴き出してきます。

「あぶない！」

だれもがそう声をかけ合うなか、みんなの白衣は便まみれ。そうなるともうどうでもいい気持ちになって、なにも怖くなくなってくるのが不思議です。

でも、便が噴き出して危ないって言うのもなんか変ですよねえ。みんな一生懸命になっている時ほど、あとから思うと笑えることが少なくないのです。

しかし、その甲斐《かい》あって、彼は間もなく意識がはっきりしてきました。

「ここはどこだ？」

となにもなかったように聞いてくる彼の言葉に、今度は私たちのほうが、まるで脳症を起こしたようにへらへらしてしまう。体力の限界がくると、どうも人間はへらへらしてしまうようです。

いくら摘便が好きな私でも、こういう手に汗ならぬうんこを握るような摘便は、やっぱり避けられるものなら避けたいと思います。でも、やらなきゃならない時はもちろん、やりますよ！　それがプロの心意気。


どうにも汚い話のオンパレードになってしまいましたが、これらはすべて人間が生きていくことの一面です。食べて出すことに関しては人間みな平等と思っていると、そうそう人をばかにしたり、やたらあがめ奉ったりはしなくなってしまうもの。これも、看護婦をやっていてよかったと思うことのひとつですね。

たとえば世の中には、何十年も前に出た大学のことを、延々自慢しまくって一生を終えるという不思議な人種がいます。以前も、自分の出身校の名前がでかでかと彫ってある湯《ゆ》呑《の》みを床頭台《しょうとうだい》に置いて、これ見よがしに見せているおじいさんがいました。

最初は、よっぽど湯呑みが不足してるうちなのかなあと思っていたのですが、それがどうも違うよう。なぜなら彼の湯呑みは、私たちがどんな形に動かしても、すぐに大学名がしっかり読めるようにいつも置き直されていたのです。

かなりぼけてしまってからも、その行動は続きました。そして、妻の顔はよくわからなくなっても、息子二人が自分と同じ大学の出身者であることだけは、けっして忘れなかったのです。

彼も便秘がちで、私はよく彼の摘便をしました。でも、でかでかと一流大学の名前が彫ってある湯呑みを横目に見ながらの摘便は、なんとも言えないもの悲しさがありました。

もちろん、便秘や病気は学歴を選びませんから、どんなエリートコースを歩んだ人でも、時に悲惨な状況になることはあります。しかし、そんな時に、元気な時のプライド、力のある時の権力を忘れられない患者さんほど、なんとも哀れに見えてしまうものなんです。

看護婦は、患者さんのプライドを傷つけないよう患者さんとかかわっていきます。しかし、いっそ、そんなくだらないプライドなんか捨てて生きたほうが、お互い楽なのになぁ、と言いたいのが私の本音です。

便の話は、人間の究極の生理だけに、かえって人間のありようをとらえ直す機会になったりします。私が下の世話に楽しみを見出《みいだ》す理由も、実はその辺にあるような気がするのです。

もちろん、詰まったものを出すのは生理的におもしろいからでもありますけどね。

お口の中はいつもきれいに——マウスケアと吸引

摘便のところでさんざんにおいそうな話を書いて、またさらにあまりきれいじゃない話を書くのは気がひけるのですが……。出口のところの話を書いたところで、今度は入り口の話です。

人間の汚いところというとすぐに下ということになってしまうのですが、実はそれは大きな誤解。人間の口の中は、出口のほうに負けず劣らず、雑菌だらけで実に汚いものなんです。

だからこそ、そこをきれいにするのも看護婦の仕事。口の中を汚くしておくのは、体力の落ちた患者さんにとって、まさに万病のもとなのです。

後輩のある看護婦は、患者さんの口の中をきれいにするのが大好き。寝たきりで意識のない患者さんでは、唾液《だえき》や痰《たん》を自分で出せないので、口の中が汚れやすく、おまけに口を開けて呼吸をするので、口の中にその汚れがこびりついてしまうのです。

　だから、私たちはその汚れをうがい薬やガーゼなどを使ってやわらかくしながら、拭《ふ》き取っていきます。この時使うグッズは人それぞれの流儀があります。綿棒を使って根気よく優しく取っていく人もいれば、かまれても大丈夫なように使い捨て手袋を幾重《いくえ》にもして、ガーゼでごしごし取っていく人もいます。私は、短気なので、後者の方法をとっています。

　その後輩も、やはりガーゼを使ってごしごし派なのですが、そのごしごしがもう半端じゃない。普通の看護婦なら、しりごみしてしまう、歯があって、口に手を入れるとワニのように手をかんでくる患者さんにも、けっしてひるみません。ぐっとあごを押さえつけ、口の中に手を突っ込み、あっという間にこわこわの汚れを取り去ってしまうのです。

　この情景を思い浮かべて、残酷だと思われる方もいることでしょう。しかし、最初にも言ったように、口の中はもともとばい菌の巣。そこにこびりついた汚れは、それらのばい菌の絶好の培地になってしまうので、清潔にしておく必要がどうしてもあるのです。

　それでなくとも、寝たきりの患者さんは、唾液や痰でむせるうえに、肺の中の空気がよどみやすいため、肺炎になりやすいもの。よく新聞の訃報《ふほう》に、脳卒中で入院したはずの人の死因が〝肺炎〟とあるのは、寝たきりになるとそれだけ肺炎が命取りになりやすいということなのです。

だからこそ、私たちはちょっと残酷かと思いつつも、時に患者さんの口をこじ開け、きれいにしてまわります。結果としてそれが楽しみになる人もいますが、けっして楽しみのためにやっているわけではありません、念のため。

で、先日、私が夜勤明けに休憩室で休んでいると、その後輩がうれしそうな顔をして休憩室のドアを開けて入ってきました。

その時私たち夜勤者三人は、朝のお食事中。夜勤のために持ってきた山のような弁当の残りを平らげるのが、夜勤明けの恒例なのです。

彼女は、後ろ手になにかを隠したまま、いたずらっけたっぷりにニコニコ。

「宮子さ〜ん、見たいですかぁ？　宮子さんなら見たいですよねぇ。ちょっと気持ち悪いけど。ぜひ、見てください。これが今日の収穫です！　じゃじゃじゃじゃぁ〜ん！」

とファンファーレとともに彼女が差し出した手にはポリ手袋がはめられ、そこにはこわこわの痰がたくさんはりついたガーゼがしっかり握られていたのです。

「もう、カピカピにはりついていたから、取るのがたいへんでした。昨日から気になってたんだけど、昨日は取る時間がなくって……。家に帰ってからも気になってたんですよ。ああ、すっきりした」

食事をしている手を休めて、私たちもついつい彼女の手をのぞきこむ。

「げげ。さすがにこれ、食事中に見るもんじゃないよね〜」

と、一同、一瞬目をそむける。でも、抑えきれない好奇心からついついもう一度のぞきこんでしまうのが、看護婦の悲しい性《さが》で……。それにしても、黄色い痰がたたみいわしのように平たく固まったそのものは、それまでに見たことのない量と、一個一個の大きさでした。

「すごいねえ。こんなになかなか取れないわよ〜。さすが」

ほめるほどに、彼女の顔は誇らしげになります。ほめるほうもほめるほうなら、自慢するほうもするほうなのかもしれませんが、こんなしょうもない腕自慢を通して、看護婦同士は連帯感を深めてたりするんですよね。

私だって、あまりにたくさんの便をかき出したときには、人に見せたくなるし、その辺はお互いさま。帰りにのぞいた当の患者さんの口の中は本当にさっぱりしていて、気持ちよさそうでした。

その後輩は、ガーゼで口の中を拭きまくるだけではなく、少しでも動ける患者さんには、どんどん手伝って歯磨きをさせていきます。

「さあ、歯を磨きましょう」

「さあ、せめてうがいだけはしましょう」

夜勤の朝と、準夜勤の夜は、歯磨きと洗面の介助がルーチンの業務になっています。その係に彼女が当たると、だれよりも熱心に彼女はその仕事に燃える。別に他の看護婦がいい加減というわけではないのですが、やはり、人それぞれ〝これだけは譲れない〟と燃える仕事には、個性がにじみ出るのです。

ある時、彼女はその熱心さゆえに、ひどい目にあったことがありました。

それはリウマチその他で寝たきりのあるおばあちゃんを世話していた時のこと。その患者さんは、はっきり言って底意地が悪く、看護婦のやることにひとつひとつ文句を言わなければ気がすまないタイプの人だったのです。

私などは良心の呵責《かしやく》を感じつつも、なるべく彼女にかかわらないようにしていた。だって、身体を拭いても、オムツを替えても、

「ああ、動かされて身体が痛くなった」

ばっかりだったんですもん。必要な援助はもちろんしましたけど、あまり積極的にかかわらなかったことは事実です。

でも、その後輩は、積極果敢に彼女の口の中をきれいにしようとしました。一生懸命う

がいを勧め、入れ歯まできちんと洗って磨いてあげて……。でも、そのしっぺ返しはあまりに強烈だった。おばあちゃんは、うがいしている水を、後輩に向かって吐きかけたのです。

「ぺっ」

汚い水が、彼女の手や白衣にかかりました。その瞬間、いつもニコニコしている彼女が、

「なにするのっ」

と怒鳴り——。ちょうどその部屋のそばにいた私は、その声を聞いて彼女のもとに走り寄ったのですが、そこには怒りのあまり顔を真っ赤にした彼女と、ふてくされて横を向いたおばあちゃんの顔がありました。

私が入っていくと、彼女は自分の大声が恥ずかしかったのか、

「手に、水を吐かれたんです」

とだけ言うと、外に出ていってしまいました。

私はなにも言えずにあとについて外に出て、

「怒って当たり前だよ」

と、彼女に言いました。

私もそうなのですが、看護婦にとって一番後味が悪いことのひとつに、患者さんに怒っ

てしまうことがあります。基本的には、看護婦だって人間なのだから、ひどいことをされれば怒る。そして患者さんだって人間である以上、人間としてやってはならないことはあるはずで、それを踏み外したら看護婦が怒るのも当たり前なんだと思うんですよね。

でも、頭でそう割りきってはいても、患者さんは弱者で、医療者は強者であるという、世の中にできあがってる図式というものがある。実際の現場では、そう簡単に言いきれるものじゃないって思う部分もあるのですが、いざという時になると、その図式が頭をよぎってしまいます。

自分は、立場の弱い、身体も心も弱った患者さんを、怒鳴ってしまった……。

そう思うといても立ってもいられなくなるのが、大方の看護婦だという気がします。

彼女も、一時はけっこう落ち込んでいましたが、それでもマウスケアの鬼は健在だった。

「吐くなら吐けですよ。すぐによけてやるから」

そう言いながら、めげずにそのおばあちゃんのもとに行く彼女は、全身から迫力がみなぎっていました。

ところで、介助が必要な人のマウスケアでいつもトラブルのもとになるのは、入れ歯。さっきまでしていたはずの入れ歯が見当たらないとなると、はいつくばってベッドの下をのぞきこみ、ゴミ箱までひっくり返す騒ぎになります。

もちろん、そうならないように気をつけてはいます。朝晩の歯磨きの時にきちんと洗ってだいたい決まったところにしまっておくのですが、なかにはひと晩じゅうしていたいという人もいる。また、食事の時に、はめたらはめたで、残った御飯の中に突っ込んでおく人や、ティッシュと一緒に捨ててしまう人などもいて、行方不明になることも少なくないのです。

「あの、入れ歯が見当たらないのですが」

と、面会に来た家族に言われるたびに、ぞっとする。一度は下膳《さげぜん》のあとの残飯の中まで見に行ったこともありましたが、そうそう見つかるものじゃありません。

見つかる時は、ゴミ箱の中や、身体の下から見つかるんですが……。高価な必需品だけに、なくなった時の後味の悪さったらありません。

以前、入れ歯がなくなったといって、家族からものすごく叱《しか》られたことがありました。たしかに申し訳ないと思いましたが、私にも言い分はあった。その患者さんは、御飯を食べる時にお膳はひっくり返すわ、食べたものを口から吐いてベッドじゅうになするわで、食事のお世話に一時間以上かかる人でした。

そのあげくに、入れ歯をお粥《かゆ》の中に埋もれさせたりするので、最後の入れ歯捜しがまたたいへん。家族はそうした私たちの苦労を知りもせず、その結果だけを見て入れ歯がどっかに行ったと非難ばかりするのですから、やはり淋《さび》しい気がしました。

まあ、これも看護婦の仕事の宿命なのかもしれませんけどね。ちなみに、どの人がどんな入れ歯を使っているかまで覚えておくのは、それだけでけっこう頭を使います。

また、入れ歯がなくなりやすい原因としては、入れ歯が合わないこともあげられます。患者さんはあごがやせて、入れ歯のかみ合わせが悪くなってしまう。私の勤める病院には歯科があるので、そんな時には歯科にかけて調整してもらうのですが、さらにやせて合わなくなるという人も少なくありません。

また、以前一緒に働いていたある看護婦は、

「私、便とか尿は平気なんだけど、患者さんの入れ歯を洗うのだけはいまだに慣れないの。なんか、どうしても抵抗感があるのよね」

と言っていました。もちろん、だからといってやらないわけじゃないのですが、やっぱり苦手な業務というものもある。好きな業務、嫌いな業務には、なぜかと聞かれても合理的な理由のない、感覚的な部分があるんですよね。

私は、入れ歯洗いは好きでも嫌いでもありません。別にやらなきゃならないならば、なんとも思わずにやる、という程度かな。でも、自分の入れ歯をさも汚そうに取って、

「ちょっとこれ、洗ってください」

とか言われると、一瞬むっとしちゃうことも。業務として当然やるぜ、という気持ちと、いやなこととして押しつけられるのって、やっぱり別問題ですからね。そんな時は、

「なるべく自分で洗ってみましょう」

と、しっかり患者さん教育をしちゃいます。


　こうした症例以上に、マウスケアがすごく問題になる患者さんといえば、なんといっても経口挿管《けいこうそうかん》して人工呼吸器を長期にわたってつけている人。つまり、口から気管に向かってチューブを挿入して、呼吸器で強制的に肺に空気を送り込んでいる状態の患者さんです。

　このような人では、挿管したチューブをかまないようにバイトブロックというゴムのブロックをかませ、チューブと一緒に強力な粘着テープで固定します。全く意識のない状態の人ならば、それであまり動くことがないわけですが、少しでも意識・反射のある人だと、舌でバイトブロックを動かして、チューブをかんでしまったりするのです。

　こうなると、チューブがつぶれて肺に空気が行かなくなるし、最悪の場合、チューブをかみ切られたら、すぐに再挿管しなければなりません。こうした異常はすべて呼吸器のアラームですぐに知ることができますが、いずれにしても、生命に直接かかわる事態です。

だからこうした事故が起こらないよう、チューブとバイトブロックの固定には、絶えず気を配っていなければなりません。

また、舌の動きが活発な人では、唾液が絶えず口から噴き出して、枕《まくら》もとがぐしょぐしょになることもあります。そんな時は、唾液があふれるたびに吸引器で口の中をきれいに吸引し、時に二人がかりで固定をし直しながら、イソジン液を口の中に流し込んでは吸引して、マウスケアを行ないます。

このように気を配らないと、口の中はどんどん汚くなる。医療技術が発達して、さまざまなハイテク技術のおかげで延命する患者さんが増えれば増えるほど、患者さんをきれいにしておくための技術も、高度になっていくのです。

そして、このようなマウスケアの方法とか、テープの固定の仕方にも、それぞれの看護婦の工夫があります。キャリアを問わずグッドアイデアを思いついた人がそれを他の看護婦に引き継ぎ、全体のレベルが上がっていくものなんです。

こうした技術をもってしても、どうにもならなかった症例もありました。今でも忘れられないのは、舌を盛んに動かして、残っている歯で舌をかみ切って血まみれになった患者さん。その人は、呼吸器の装着が長く、経口挿管ではその管理がたいへんだということで、気管切開という、喉《のど》のところに穴を開けて呼吸器をつなぐ方法をとっていました。

ですから、チューブをかみ切る心配はなかったのですが、舌が自由に動く上に痛覚もなかったので、舌をかまないようにするために、苦労しなければなりませんでした。結局、最後は歯科医を呼んで抜歯したり、歯にやわらかいプロテクターをしたりして、なんとか血が出るまでかむことはなくなりましたが……。

それを見て私は、痛みを感じないというのは怖いことだなあとしみじみ思いました。人間痛くていいところはひとつもないと言いますが、痛みがあるからこそ、やってまずいことや、具合の悪いところがわかるんですよね。

ただ反射だけ残った状態で痛みを感じないとなると、自分で舌をかみ切ってしまうなんてこともあるわけです。痛そうなものを見るのは、看護婦を始めてだいぶ慣れましたが、舌に食い込んだ歯を見た時には、大げさではなく、倒れそうになったものです。

呼吸器のついている患者さんや、自分で痰の出せない患者さんでは、口の中をきれいにするだけではなく、吸引チューブで気管の痰を吸引することも行なわれます。

これは意識のある人では当然かなりつらい処置なので、少しでも短時間に、多量の痰を引けるようにみんなで心がけています。

その工夫としては、背中をまずバンバンたたいて痰を上のほうに上げておき、それから痰を吸引したり、ネブライザー（薬を霧状にする装置）をかけてから吸引することなどがあります。でも、そうした前準備以上に、いざ鼻や口からチューブを入れる時のタイミングが、勝負の分かれ目になるのです。

チューブをちょっと入れただけで、うまく咳《せき》を誘発できると、その拍子に気管までチューブが入り、一気に多量の痰が引けてきます。そうするとそばによるだけでゼロゼロと胸につかえていた痰の音が見事に消え、吸引したこっちのほうまですっきりする気がするんですよね。

ところが逆に、なかなか気管に入らない時は、こっちまで息苦しくなってしまう。

「はい、口を開けて」

と言っては自分も口を開き、

「はい、ゴホンして」

と言っては自分が咳をし——。当の本人は咳が出ず、言葉にして〝ゴ・ホ・ン〟としゃべるだけだったりすると、むきになってるこっちがおかしいのかなあという気にもなります。

ただ、以前はとにかく自分の勤務帯で痰を詰まらせたら看護婦の恥とばかりに、必死に吸痰をしていたのですが、最近になってその考え方も少し変わりました。

というのも、かなり重症の患者さんが延命できるようになった結果、最終的な死因は抵抗力がなくなって発症した肺炎、というパターンが増えてきました。こうなると、最終的には痰が詰まって亡くなるということは、いくらでも起こりうること。それを看護婦の恥として避けようとするあまりに、患者さんがいやがろうとなんだろうと、吸引チューブを押し込みまくるのが正しいやり方だとは思えなくなってきたのです。

ですから、全身が弱って併発した、治らない肺炎については、痰が詰まって亡くなるのも、場合によってはひとつの寿命じゃないかと思います。乱暴な言い方かもしれませんが、そこまで開き直っていないと、もう重くて重くて、やっていられない。そのあたりは見守る家族のほうにも同じ思いがある場合も多く、

「もうここまで十分がんばりましたから、いやがることはしないでください」

と、痰の吸引を拒否され、そのままみとる場合もあります。

ひとつの処置や援助にも、看護婦を続けていくなかで変わっていく、さまざまな思いがあるんです。

血管を通して人間が見える?——採 血

病院に検査はつきものですが、なかでも採血は、最もポピュラーな検査。臨床検査技師が採血の多くを行なっている病院も増えていますが、朝食前の早い時間に採血しなければならない検査も多いため、やはり採血は看護婦にとって大きな業務のひとつです。

早朝採血は、夜勤の朝の総仕上げ。これがうまくいくか、いかないかで、夜勤明けの気分が俄然《がぜん》違ってくる、看護婦にとっての正念場でもあります。

夜中のうちに、何度も伝票と準備された採血管が合っていることを確認し、ミスがないように注意します。採血管は、検査によって血液が入る量と、中に入っている保存用の薬液が違っているため、この確認をおろそかにすると、もう一回採血、なんて事態になりかねません。

今では、前日のうちに中央検査室に伝票をおろしておくと、夕方までには、その検査に見合った採血管が、患者名とバーコードが貼《は》られて届けられるようになりました。これは本当に画期的なシステムで、採血管の準備ミスが激減したほか、翌日の採血の準備という煩雑な業務が減った分、患者さんのベッドサイドに行く時間も増えたのです。

このあたり、看護婦が直接患者さんとかかわって感謝されたり、いい思いができるのも、臨床検査技師や、薬剤師、放射線技師など、その他の職種の人の力によるところが大きいのです。病院では、医師と看護婦が花形と言われるのは、患者さんとの直接的なかかわりが多い分、派手でおいしい部分をもらっているということ（もちろん、それゆえ苦い思いもありますが……）。そのことは心して仕事をしていないと申し訳ないと思います。

こうして臨床検査技師が準備万端整えてくれた採血管ですが、夜間になって追加された指示などもあるため、やはり確認は必要。採血管を確認し、必要な血液の総量に見合った注射器と注射針を準備して、私たちは獲物をねらうドラキュラのように、暗いうちから活動を開始するのです。

採血に際して私たちが考えるのは、いかに痛くなく、短時間で採血を終えるかということ。だらだら時間をかけて血液を引かないようにすることは、苦痛を短くすると同時に、血液が固まらないうちに採血管に採るという意味でも、大切なことです。この準備段階から私たちはそのことを考えるわけですが、選ばれる方法には、看護婦それぞれの流儀が出てきます。

注射針の太さや長さにはいろいろな種類があって、用途によって使い分けられています。太さでは、ツベルクリン反応のような皮内注射に使われる27G（ゲージ）という細〜いものから、点滴を詰める際に、薬液を吸引するのに使う18Gという極太のものまであり、数字が小さくなるほど太くなっていきます。

この針の太さは、注射針の根本にあるプラスチック部分の色で見分けられるようになっており、27Gは灰色、18Gはピンク色。採血に使われるのはこのあいだの太さの針で、24G（赤）、23G（青）、22G（黒）、21G（緑）の四種類から選ばれます。

また、形としては、普通のまっすぐな注射針のほかにも、点滴用に使う固定しやすいトンボ型の針や、採血管に直接刺して血液を引いてこれる採血用の針などがあります。

この採血用の針は、患者さんの血管に刺したら、あとは反対側に出ている針に採血管を刺し換えていくだけで必要量の血液が採れるすぐれもの。採血管の中が陰圧になっているので必要な量だけの血液が必要なだけ入るわけですが、欠点としては、血管に入った針を少し入れたり、引いたりする、小技《こわざ》が使いにくいこと。

お年寄りが多い内科では、血管が細く、弾力もないような患者さんがほとんどですから、いろいろ小技を使って注射器で引いてこないと血液の採れない患者さんが多いのです。そのため、このすぐれものもなかなか使う機会がありません。

ですから、私たちの病棟で最もポピュラーなのは、22Gの普通の黒針。これより細いもので採ると、血球が針を通るあいだに壊れることがあり、血球の数を数える血算と呼ばれる採血には使えないのです。まあ、よほど血管が細くて採りにくい人では、23Gで一か八《ばち》か採らざるをえないこともありますが……。血算の指示があれば、原則は22Gより太い針で採ること。また、これより細い針だと針先が詰まりやすく量がなかなか採れないので、24Gとなると血糖など二cc以下で量が足りるような採血の時しか使えません。

こうした一応のセオリーはあるのですが、それでも看護婦の流儀が一番分かれるのは、たとえば、一回に三十cc以上の血液を採らなければならないような時。なるたけ細い針を使うほうが患者さんは痛くないはずと考えて、あくまで22Gで粘る人と、刺す瞬間痛くても、短時間ですませるほうが親切と割りきって21Gの針を使う人。そしてコストは度外視して点滴用のトンボ型の22Gを使う人、というようにやり方が分かれるのです。

これには正解というものはありません。ただ、私の場合で言えば、血管さえ出ていれば、思いきって21Gの緑針を使います。それは、私自身が採血されるときに一番気持ちが悪いのは、血管の中で針先を動かされることだから。刺す痛みは一瞬だから気合いで乗りきれますが、時間が長く、そのうち引けが悪くなって針先を動かされるというのが、一番苦痛なのです。

採血のポイントは、まず血管を一発で刺すこと。でも、それと同じくらい大事なのが、いったん血管に入ったら、その針先を動かさないことです。

注射器の内筒を引きつつ、血液の引けが悪くなったら駆血帯《くけったい》をゆるめたり締めたり、ややこしい操作をしながら針先を動かさないのは、なかなか至難の業。しかし達人と呼ばれるには、それをクリアーしなければなりません。

その意味では、点滴用の針なら針先を固定して好きなだけ操作はできますが、トンボ針はコストが高い。ただでさえ赤字が積もる今日このごろと思えば、技術でカバーできる分は安くあげたいと思うのもまた、看護婦のプロ意識です。

このように、私たちなりに知恵を絞って少しでも苦痛なく採血ができるように、日々切《せっ》磋琢磨《さたくま》し、工夫をくり返してはいるものの、やはり採血は本質的に苦痛な処置であり、患者さんにとってはうれしくないもの。ですから、朝、採血に行くと露骨にいやな顔をして、めちゃくちゃ冷たい対応を受けることも少なくありません。

たとえば――。

「なに？　採血？　また採るの？　どれだけ血抜けば気がすむのかしらねえ。ああ、やだやだ。これじゃあいくら食べても、栄養が取られちまう」

と、採血のたびに嫌味を言う中年の女性は、ダイエットが守れずに入退院をくり返している糖尿病の患者さん。インシュリンを使い始めたため、しばらくは血糖値の変動を見るのに一日二、三回の採血は欠かせないのですが、いくらそれを説明しても、彼女には伝わりません。

彼女に関して言えば、そもそも食事の量が守れないから、インシュリンを使う羽目になったわけ。それは、突き放して言えば彼女自身の責任であり、こちらだってこうした事態にならないでくれればと思えばこそ、これまで指導をしてきたのにと、やり場のない無念さは持っています。

それが、まるでそのあたりは認識せずに、採血についてばかり私たちを責めるのですから、こちらもたまらない。インシュリンになったことが受け入れられないんだろうなあ、いざとなったら私だって似たようなもんかもなあと、一生懸命自分を納得させて、なんとか笑顔でなだめます。

「ごめんなさいね。どうしても血糖値を見るために必要なんですよ。血糖値が下がるようなら、インシュリンは減らして、できればまた飲み薬にと思えばこそ、こうやって細かく何回も採血するんですよ」

それでも、膨れっ面でいかにも〝させてやる〟ふうに腕を出されると、正直、むっともします。だって、よく考えれば、採血は彼女自身のためなのに、なんで私が頭を下げて採らせていただかなきゃならないんでしょうか？

でもまだこれなんか、嫌味だけだからいいほう。時には、一度で採血ができなかったと、ものすごい勢いで怒鳴られたり、ひどい時は突き飛ばされたり。また、約束した時間に採血に来なかったと、怒り狂われたりすることもあります。

こうした特別難しい患者さんの多くは、白血病などの血液疾患《しっかん》でした。これらの患者さんは、さまざまな雑菌に対する抵抗力が弱っているので個室に隔離され、看護婦が他の患者の世話もしているということが具体的に見えません。そのうえ、治る見込みがたたないなかでイライラが募っているので、もう人のことを考える余裕など望むほうが無理というものでしょう。

そしてこのような患者さんに限って、毎日のように採血が必要。おまけに度重なる採血と抗がん剤の影響もあって、血管がつぶれ、なかなか一回で採血を決められないんです。

ですから、私たちはひたすら頭を下げ、時にののしられながら、涙をこらえて採血することになります。こうした事態になるのは、本人の人間性以上に環境からくる要因が大きく、私たちももう、これには耐えるしかないと腹をくくっています。

もちろんそうは言っても、私たちだって人間。こうした患者さんからの仕打ちに落ち込むことはあるし、泣きもする。看護婦同士で、愚痴《ぐち》のひとつやふたつ、言い合うことだってしょっちゅうです。

看護婦たるもの患者さんのことは百パーセント好きにならなくちゃいけないと考える看護婦もいるでしょうし、一般の人がこれを読めば、なんて優しくない看護婦だと、叱られてしまうかもしれません。でも、ある年数働き続けていると、患者さんとのかかわりのなかで、〝ああ、頭きちゃう〟→〝でも、仕方ないねえ〟というように、自然に気持ちが切り替わるものなんです。

でも、ここにくるまでに、気持ちが続かなくて辞めてしまう若い看護婦がいることも事実。自分の気持ちを逃がす知恵を持たないとやっていけないのは、他の仕事と一緒です。

私自身は、採血をするのは好きなんですが、経験年数ほどにはうまくないんじゃないかと、常々思っています。

それは、コンスタントに失敗なくできる、という安定感がないから。すごく難しい血管を一回で刺したかと思えば、駆血帯をしないでも浮き出しているようなやさしい血管を、外しちゃったり。要するに、日によってむらがあるんですよね。

それでも研究に研究を重ね、自分なりに失敗を減らす工夫は日々しています。そのなかで、いくつか有効な方法も見つけました。

それは、最初の患者さんの採血を、一回で決めること。入試なんかと一緒で、〝やさしい問題から解いていく〟ってわけで、これだと、難しい患者さんをあとに残して時間がかけられますから、気持ちに余裕が出るんです。

だから私は原則的に、なるべく太く、弾力のある血管を持った患者さんから、どんどん採血していくことにしています。ただ、〝血管の難しい、やさしい〟というのもまた、相性があって……。細くて外からはっきりとは見えないのに、なぜかいつも一回で採血できる患者さんがいるかと思えば、くっきり浮き出しているのに絶対一回では採れない患者さんもいるんですよねえ。

難しい人を一回で採れるっていうのは、とてもとても誇らしいことです。

「あら、宮子さんが採ってくれるの？　よかったわ。他の人だと何度も刺されるけど、宮子さんだと一回ですむんだもん」

こう言われるのはプレッシャーでもあるのですが、そこはそれ、相性のいい血管ですから、なんとかクリア。

「そんなことありませんよぉ」

なんて謙遜《けんそん》しながらも、けっして悪い気はしないもんなんですよね。

でもこれが、だれもが一回で採れるのに私じゃ採れない、という患者さんの場合はお互いに不幸。患者さんも、〝げっ、この人か〟って顔をするし、こっちだって、気が進まない思いで、おっかなびっくり採血することになります。

こうなると、まず、いい結果は出ません。

「なんで採れないのかなあ。血管には入ってるんですけど、血が引けてこないんですよ」

などと苦しい言い訳をしつつ、患者さんの冷たい目に耐えることになります。

最近では、本当に相性が悪い血管の場合は、後輩に頭を下げて、代わってもらうようになりました。もちろん、気難しい患者さんや、だれがやっても難しい患者さんの場合は、自分でがんばりますけどね。新人でもすぐ採血できるのに、私ではできないってことも、やっぱりある。男と女の出会いも不思議ですが、看護婦と血管の出会いも、けっこう摩訶《まか》不思議《ふしぎ》なものなんです。

ただ、採血自体は好きでも、できれば患者さんに針を刺さないですめば、それにこしたことはありません。そのために私がよく使う手は、点滴をするために刺してある針から、血液を逆流させて、血液を採ってくる方法。これは、針が入っている血管が細い普通の点滴の場合は使えませんが、中心静脈カテーテルという、首のところから太い血管に入れる針が入っている場合には可能になります。

　この方法だと、点滴に混ざっている薬液の影響を受けるため、検査の項目によっては使えない場合もあります。ただ、薬液が混ざっている分の血液を最初に少し捨てれば、かなりの検査は、これですませることができます。

　特に、戦況の厳しい患者さんでは、助けるためには検査が必要でも、見込みが難しいなら、残された期間を少しでも苦痛なく過ごさせてあげたいと、医療者も苦しい選択を迫られます。こうした場合に、痛みなく血液を採れることで、私たち自身も、少し救われる思いがするんです。

　採血というと、医師の指示のもとで行なわれる、医師のお手伝い的な仕事と思われがちなもの。でもそんななかでも、私たちは私たちなりの、さまざまな工夫をし、いろんな思いを抱《いだ》きながら、血管とにらめっこしています。

　さらに言えば、採血を通して私たちが学ぶことは意外に深くて、それは時に仕事観、人間観にかかわることもあります。

　たとえば、いくら医学的知識があって、立派な看護理論を持っていても、採血ひとつ外したら、信頼関係が崩れるのがこの仕事の怖いところ。そしてその緊張感のなかに身を置くことで、私たちは、教科書からは学べない、看護という仕事のもつ厳しさと、不思議なやりがいを実感する気がします。

そして、常日頃〝優しい看護婦さん〟を呼び止める患者さんが、採血の時ばかりは、怖くても採血がうまい看護婦を待ち望むのを見て、私はしみじみ、患者さんのほほえましいしたたかさを見るように思いました。

どんな時にも一発で採血が決められる看護婦になること――。

それは今も、私の目標のひとつです。

嫁はサーフィンに乗って——グチの聞き役

〝病いは気から〟という言葉がありますが、看護婦になっていろいろな患者さんとかかわるなかで、その言葉の深さがしみじみと思われてきます。

それは、入院してくる患者さんはみんな、身体の具合がどこかしら悪いから入院するのであって、それ自体はけっして気のせいではない。しかし、加齢からくるどうしようもない衰えまでをすべて病気と結びつけたり、出てくる症状ばかりを細かく言い立てることが生きがいになってしまったりする一部の患者さんを見ていると、本人の性格や考え方が、どんどん病気を深刻なものにしていくことはあるんだなあと思います。

喘息《ぜんそく》や糖尿病、その他慢性病では、患者さんに主体的に病気と闘う姿勢をもってもらい、また生活のうえでの注意を守る動機づけを行なうために、日常生活の内容と身体の症状の記録を書くよう勧める場合があります。これは、自分の身体に無頓着《むとんちゃく》だった人の意識を高めるにはよい方法なのですが、もとから神経質な患者さんの場合、その記録をつけることが生きがいとなり、病気の殻《から》に自分を閉じ込めてしまう場合も、残念ながらあるのです。

新人のころに入院してきた五十代の女性は、「○山○子の喘息日記」と表紙にタイトルが書かれた大学ノートを、十冊近く持っていました。それを彼女は、来る看護婦、来る看護婦に見せるのですが、一日数ページに及んで食事、排便、発作、精神状態など、病気のことだけがこと細かに書かれているそのノートは、かなり不気味な内容。微熱のある時などは、三十分に一回熱を測って、定規できちんと引かれたマス目の中に、細かく書き入れられてあり、本当に、病気のことだけを考えて日を過ごしている様子が、手に取るようにわかりました。

病歴を見ると、彼女は、ちょうど子供が大学生になり、自分の手を完全に離れたころから喘息の発作がひどくなって、入退院をくり返すようになっていました。そのあたりにも、なんらかの精神的な因子があったのかもしれません。ともかく、ぽっかり空いた時間を、喘息日記をつけることで埋めていることだけはたしか。入院しても、自宅がそう遠くないにもかかわらず、夫も子供も見舞いにはほとんど来ない。そんな孤独感も、彼女の病気に悪い影響を与えているように思えました。

「病気のことばかり考えているよりも、ほかの趣味とかに目を向けてみるのもいいんじゃないでしょうか。どんなに気をつけていても、季節の変わり目とか、どうしたって発作は起こるんだから。起こったら起こった時と思って、開き直って毎日を楽しまないと。そのほうが、きっと身体にもいい影響がありますよ」

先輩の看護婦は、そんなことをよく彼女に言っていました。まだ新人だった私は、そこまで患者さんに踏み込んで話をすることはできませんでしたが、同じ思いでその言葉を聞いていました。

しかし、子育てのみに追われて生活し、自分のやりたいことを見つけられなかった彼女が、ちょうどエアポケットのような時期に病気を得、それを生きがいにしてしまったことを、だれも責められないでしょう。看護婦は、患者さんの生き方を変えることはできない。でも、その生き方が病気を悪くしてしまうことも多く、そんな時、私たちはなんとも言えない無力感を感じるのです。

ただ、内面に問題をかかえる患者さんのだれもが、日記と向き合うような内向的な患者さんとは限りません。なかには、入院すると看護婦をいびったり、〝そんなこと私に言われてもどうしようもないわ～〟と思えるようなグチを、延々と看護婦相手に言いまくるような、エネルギッシュな患者さんもいるんです。

そのような患者さんは主として中年以上の人で、男性にも女性にもいます。ただ、お互い同性だとそのいやな部分も目につきやすいせいか、中年女性の嫌味は、働いていて最も気持ちにこたえてしまいます。

彼女たちに言わせれば、病院の水がまずいのも、建物がぼろなのも、すべて看護婦のせい。検温で〝いかがですか〟とたずねるたびに、病室が汚い、水道の水がまずい、と言われていると、快適な環境で療養したいという気持ちはわかりながらも、〝私にどないせいっちゅうの？〟という気にもなってきます。

看護婦になってから三年目くらいまでのあいだは、とにかくこの手の患者さんのグチを聞くのが、本当にいやでした。私なりにいつも優しい理想の看護婦を無理してやろうとしていた分、患者さんに対しても、いつもひかえめで我慢強い、理想の患者像を押しつけていたのだと思う。それが患者さんとのきれいごとだけでは割りきれないぶつかり合いのなかで、こっぱみじんに崩れてからは、私も無理をしない分、患者さんにも寛大になったように思います。

今では、ひたすらグチを言われても、聞くべきところは聞き、どうにもならないところは聞き流し、どうにも頭にくることは時に言い返す――。すっかり、私もしたたかになりました。

このあたり、看護婦と患者さんの関係って、恋愛に似ています。若いうちは自分を捨ててでも相手に尽くせると思っているけど、そのうち無理が高じて爆発して、自分を大事にしないと相手も大事にできないことがわかってくる。そして一度はもう恋愛なんてという気になっても、実はそれからのほうが豊かな恋愛ができたりするもの。看護婦と患者さんも、互いに自己主張するようになってからが、実はおもしろいのです。

いつも看護婦のあらを探し、他の患者さんのことを悪く言う、つら〜い患者さんが入ってくると、私たちはこっそりこんな会話を交わします。

「もし姑《しゅうとめ》が○○さんみたいだったらどうする〜?」

「やだ〜。絶対息子もろくなもんに育ってないから、結婚しないよ〜」

時に看護婦同士、そうやって憂さを晴らしながら、私たちはそんな彼女とおつきあいしているのです。向こうもきっと、患者さん同士で、

「○○さんみたいなお嫁さんが来たらどうしますぅ〜?」

「あら、やだ」

なんてことを言い合ってるんでしょうけどね。人間関係って、自分が好きになれない人は、向こうも好きになってはくれないものですから。看護婦と患者さんの関係も、おんなじなんですよね、きっと。

嫁と姑といえば、忘れられない話があります。

以前、めまいが残る程度の軽い脳卒中で入院していた七十代初めの女性は、ものすごい意地悪で、いつも面会に来ている長男の妻をいびるだけいびっていました。

やれ羽織を持ってこい、ラジオを持ってこいと、毎日用事を言いつけ、行き帰り一時間の道を取りに帰らせたりする。で、持ってきたらきたで、ありがとうひとつ言わないのです。また、ひとつひとつの口のきき方がすべて嫌味で、まるで小間使いをこき使うように、あごでしゃくって指示したり。とどめは、入院中で具合が悪くなった実母の見舞いに里帰りを希望した彼女に、

「私はいいけど、自分の里帰り中に嫁ぎ先の親になにかあったら、あなたが恥ずかしいんじゃありませんの。まあ、今の人は私たちのころと考え方も違うんでしょうけどね。私の若いころは、嫁ぎ先のことを一番に考えたものでしたけど、今は違うんでしょうね」

と、ねちねち嫌味を言い、気《き》後《おく》れした彼女は結局里帰りせず、親の死に目に間に合わなかったのです。

もちろん、その話を聞きつけた私たちは、里帰りを勧めました。

「だって、あの人は急変なんてする状態じゃないんですよ。もう退院してもいいって言わ

れてるのに、本人があれこれ不安がって帰らないだけなんですから。私たちが請け合うから、とにかく田舎《いなか》に帰ったほうがいいですよ。あとから後悔しても遅いんですから」

しかし、彼女にとっては、親の死に目にあえない以上に、帰ったあとの、姑の意地悪のほうがしんどかったようです。悲しそうに何回も公衆電話で親の容体を聞いている彼女を見ていて、私は患者さんの神経を疑い、自分の親を妻に預けて、自分はノータッチの息子にも、強い憤りを覚えました。

その患者さんは、看護婦に対しても本当にきつく、自分で物を落としても、ナースコールしてきて、

「それ、拾って」

と、あごでしゃくります。いつもはしゃかしゃか歩いている人なのに、ちょっと機嫌が悪くなると、こう。

「ご自分で物くらい拾えますでしょう」

と言うと、

「頭を下げると、めまいがするもんですから。拾って」

です。私は、むっとして、

「頭を下げないようにして拾うこともできますでしょう。この先、つきあっていかなければ

ばならない症状なんですから、自分でできることは工夫して自分でやるようにしたほうがいいと思いますよ」

と、思わず言い返していました。だってそうしてもらわないと、あのお嫁さんが、あまりにもかわいそうだと思ったからです。

まあ、これも、看護婦が立ち入れる問題ではないわけですが……。

このような患者さんとかかわるなかで、看護婦の理想とは違う現実を知り、だんだんたくましくなっていくのです。

つまり、患者さんの病気はよくすることができても、性格は直せないということ。ありのままの患者さんを受けとめるというのは、そうそう生やさしいことではありません。

しかし、意地悪、性格が悪いなどと、患者さんに対して生身の感情を持つのも、ある程度まで患者さんの精神状態が保たれている時だからこそ。それが正常の域を脱して、完全に病的な域になってしまうと、患者さんに対してあれこれ言うことはできなくなってきます。

以前、私がまだ看護学校の学生だったころ、精神科病棟でうつ病の六十代の女性を受け持ったことがありました。彼女は、ひとり息子の妻との折り合いが悪く、それが高じて完全な無気力状態となって入院してきたのですが、時折気持ちを爆発させ、錯乱に近い状態になることがあったのです。

錯乱状態になった時の彼女は、長男の妻についての妄想にうなされていました。

「嫁が、サーフィンに乗って攻めてくるの！」

そう大声をあげる彼女を見ながら、私は、彼女が、

「私が店の仕事で忙しくても、手伝いひとつしないのよ。息子が休みの日には二人でサーフィンやりに行って、こんがり日焼けして帰ってくるの。近所の人は、今時親と同居してくれるだけいいお嫁さんだと言ってくれるけど。家のこともせず楽できるからいい、くらいに思ってるのかと思っちゃうのよ」

などと、いつも嫁に対するグチを言っていたことを思い出しました。精神科では、このような話を聞くことがとりわけ大事な看護になります。しかし、聞きながらも、それはけっして楽しい話じゃない。話を聞くこともたいへんなことなんだなあと考えている矢先の錯乱だったので、人間の心の強烈さをまざまざと見せられたような気持ちになりました。

その後、私は内科病棟で働いているのですが、内科疾患を持つ精神疾患の患者さんが時々入院してきますし、心身症的な患者さんはしょっちゅう。また、アルコール性の肝障害の方のなかには、禁断症状で暴れる人もいたし、老人性の痴呆《ちほう》がかなりバイオレントな症状を呈することもありますから、内科といえども、精神科看護の要素抜きには語れませ

ん。

しかし、やはり精神科を専門にやっている看護婦には、頭が下がります。なぜなら、気短な私は、正直言って、同じことをくり返し話してくる患者さんとかかわるのは苦手。自分にできないことをやっている人は、もう、無条件で尊敬してしまいます。

話をじっくりと聞くということは、実はとても根気のいることですし、それも正常では考えられない言動であってみれば、それを頭ごなしに否定せず、かといってその妄想の世界にそれ以上入り込まないように調節しながら話を聞くという高等テクニックが必要。そのくり返しのなかで、看護婦自身の精神状態も安定させておかなければいけないのですから、精神科看護は、本当に看護婦の腕の見せどころだなという気がします。

看護婦になった当初は、急変に際していかにてきぱき動けるかとか、より多くの患者さんをどんどんきれいにしていけるかとか、目に見える処置に目が行きがちでした。もともと仕事のとろい私は、そのコンプレックスから、今もやっぱり目に見える部分に目が行くわけですが、それでも、患者さんの話をもうちょっとよく聞こうかななんて、改めて最近そう思う。こんなふうに仕事の目のつけどころが年々変わっていくのも、息長く続けられる専門職ならではの魅力なのかもしれません。

病気を持った患者さんは、当然のことながらいろいろな不安をかかえ、それこそ外にいる時はまるで気にならないようなことまで、気になって仕方がなくなるようです。それもそのはず、入院期間はふだん生活している場から離れて、自分の身体とばかり向き合ってるんですから。

だから、家にいる時は、今日排便があったかなかったか、なんて忘れてるような人でも、入院したら最後、毎日便が出ないと大騒ぎしたり。そんな自分だけにかまけているパワーに負けそうになることもありますが、それも裸の人間の姿と思えば、その場はいろんな感情が湧《わ》いても、トータルでは、人間のかわいさ・たくましさ・いじらしさとして、笑って受けとめられるのです。

社会復帰への儀式——ひげそり

私は、患者さんのひげを剃《そ》るのが大好き。それも、電気かみそりやT字のかみそりじゃなくて、本職の理髪師さんが使うような折りたたみ式のかみそりで剃るのが好きなんです。ひげの濃い患者さんだと、二、三日ひげそりをさぼると、もう電気かみそりでは歯が立ちません。T字かみそりでも、ひっかかってだめ。折りたたみ式のかみそりで、ちょっとでも切れが悪くなったらまめに刃を替えて、少しずつ剃っていくようにします。

ただ、これがけっこう難しくて、正直、一度も血を見ることなく終えることはまれ。もちろん、ぐっさりいったらこっちの首が飛んでますから、大きな傷じゃないんですけど。表皮をちょっと削っちゃって血がにじんだり、毛穴からぽつぽつ血があふれたりはしょっちゅう。本職の理髪師さんはうまいんだなあと、いつも敬服しているしだいです。

それでも、硬いひげを蒸しタオルで暖めながら、じょ〜り、じょ〜り剃っていると、う

っすら血がにじんでいるような時でも、

「宮子さん、うまいねえ。だんなにも、そんなふうに剃ってあげるの？」

なんて、お愛想を言ってくださいます。そんな時は、いつも、

「いいえ。うちの彼は、ひげがほとんど生えないんですよ。三日剃らないと産毛が生えるって程度なの」

と答えるんですが、そうすると必ずと言っていいほど、

「じゃあ、髪は濃いでしょう」

と話が続く。そして目の前の彼は、頭がつるつる……。やはり、ひげの濃い人ははげやすいって、本当なのでしょうか。

ちなみに、この〝はげ〟の話になると、私はついつい身構えてしまいます。なぜなら、はげの人の多くは、はげに対してとてもナーバス。自分がそれを笑いのネタにするのはよくても、他人《ひと》から言われるといたく傷つく人が多いからです。

以前、ある七十代の男性が、元気になって外出してきた時のこと。彼は両サイドにかすかに毛が生えているだけのはげだったので、私たち看護婦はだれも、彼が理髪店に行ったことに気づかなかったんです。そうしたら彼は、すねてしまって、しばらく看護婦と口をきこうともしませんでした。

いくつになっても男性は男性。ふさふさの髪にあこがれるものなのでしょうか。男ごころもなかなか複雑なようです。

実はひげそりにはひとつ、忘れられない思い出があります。

それは、私がまだ看護学生だった時の話。ある九十代の男性のひげそりを始めてみたものの、のび放題のひげはそうそう剃れず、一時間かけてようやく半分剃れたところで、彼がむずかって暴れだしたのです。

「おとなしくしていてくれれば、すぐ終わりますから」

そう言っていくらなだめても、半分ぼけてしまっている彼には、わかるはずもありません。だいたいこの一時間も、おとなしくしていたのが奇跡だったのですから。

「じゃあ、ちょっとみっともないけど、明日残りを剃りましょうか」

仕方なく私は、そう言い残して、その日のひげそりを終えました。

ところが翌日病棟に行くと、彼のいたベッドがきれいに片づけられています。なんでだろうと思って看護婦に聞くと、

「昨夜《ゆうべ》、痰が喉に詰まったらしくて、突然亡くなったのよ」

との答え。私は頭の中が真っ白になって、しくしく泣きだしてしまいました。

昨日あんなにひげそりをいやがって暴れていた人が、死んでしまうなんて。なんてあっけないものなんだろう。それも、半分だけひげを剃られたままで……。

長い入院を物語る雑然とした荷物も、もうそこにはなく、白いベッドがまるで荒野のようにだだっ広く感じられたのでした。

そこでしみじみ思ったのは、看護の仕事っていうのは、患者さんを、いつ旅立ってもいいようにしておいてあげることなんだなあということ。もちろん、それを最終的に行なうのは死後の処置（エンゼルケアといいます）なんですが。いくら最後にきれいにするとはいっても、急変の報を聞いて駆けつけた家族が、半分ひげの残ったおじいちゃんにとりすがるのでは、どうにも気の毒ですよね。

もちろん、この場合、途中でひげそりをやめざるをえない状況であり、そのことが間違っていたとは思いません。でも、それ以来私は、それがたとえ途中だとしても、きりがよく見えるところまで、仕事は仕上げるもんだと、心して働くようになりました。

ひげそりはそれ自体、自分でできるようになることが、回復へのバロメーターでもあります。

重症不整脈で緊急入院し、絶対安静だった四十代のある男性は、あっという間にひげがのび放題。それでも、患者さん自身、ひげなんかかまっていられる状態ではなかったし、私たちも、とにかく絶対安静だから、ひげなんかあとまわし。それが、少しずつ状態が安定すると、ようやくお互いひげが気になりだし、

「そろそろひげ剃りましょうか」

「剃ってもらえますか？」

となるんです。こんな時のひげそりは、格別の楽しさがある。死をみとることも、ぼけのあるお年寄りとかかわるのも、それなりの味はありますが、やはり人の命を助けるというわかりやすいやりがいも、時には欲しいのです。

彼は、私が働きだして初めてみた、若い循環器の患者さんだったこともあって、今でもその顔ははっきりと思い出せます。私の記憶のなかの彼は、いつも電気かみそりと一緒。一回のびたひげを剃ってからは、彼は電気かみそりで毎日ひげを剃っていたのですが、

「もう、このままスーツ着れば、すぐに出勤できそうでしょ」

と、洗面所で会うたびにそう言ってうれしそうにしていました。

彼にとってひげそりは、自分が回復した証《あかし》であり、社会とのつながりを保つ儀式であったのでしょう。男性の会社への思いは、本当に強いものがあって、寝間着の上にネクタイ締めて闘病した患者さんから、パソコン持ち込んで仕事をしている人まで、あげだしたら

きりがありません。

その彼は、身体をこわしてから故郷の支社へ希望して転勤し、外来にも顔を見せなくなりました。さらに二年ほどたってから、彼の妻から届いたハガキで、私たちは彼の死を知ったのですが、その文面によれば、子供と遊んでいるときに、胸苦しさを訴えて倒れ、そのまま帰らぬ人となったそうです。

それを読んだ時私は、彼の明るい笑顔とともに、ジ〜、ジ〜とうなるような電気かみそりの音が胸によみがえってきて、涙が止まらなかった。特に印象の強い感じの患者さんではなかったんですが、今でも電気かみそりを見ると、彼のことを思い出すのです。

当たり前のように見えるひげそりが、大きな意味を持つ病院という世界。日常生活を普通に送れるというありがたさを、また再認識する思いです。


また、サラリーマンの患者さんのなかには、不整脈の彼とは逆に、入院中はめいっぱいひげをのばすぞ、という患者さんもいます。

見るからにひ弱なエリート、という男性が、

「会社に行っているあいだはできないからね」

と、嬉々《きき》としてひげをのばしているのを見ると、高校生が親に隠れてうれしそうに煙草《タバコ》

を吸ってるのにも似た、すっぱくいじましいものがあります。

　以前いたある四十代の患者さんは、中学生の娘から入院用に払い下げられたクマのぬいぐるみつきのスリッパを履いて、一生懸命ひげをのばし、鏡の中で渋い表情を作っては悦に入っていたんですが……。

　はっきり言って、

「おじさん、足もとを見てからにして」

と私は言いたかった。クマのスリッパとひげ禁止の商社勤め。それが彼の現実なのに、ひげもないもんだ。

　しかし、

「汚いから剃りなさい」

「お父さん、ダサイ」

と、どれだけ妻子から非難されようと、彼は退院の前日まで、そのひげを剃ろうとはしなかった。クマのスリッパを履かされようと、食器は全部サンリオのキャラクターつきであろうと、妻子の言いなりだった彼も、それだけは曲げなかったんです。

　ひょっとするとあのひげは、彼なりの、精いっぱいの自己主張だったのかもしれません。だからどう人生が変わるってものではないんでしょうが、変身願望って、だれにでもあるもんですから。

A型肝炎での安静目的入院も、彼にとってはいいリフレッシュになったようでした。

退院前日、

「ああ、今日でひげともお別れだ」

と淋しげだった彼も、妻と娘の迎えがくれば、すっかりこざっぱりしたいい夫、いいお父さん、でした。彼にはやっぱり、ひげのない人生が似合っていたんだなと、その後ろ姿を見て、しみじみ思いました。

強烈な思い出のひげそりは、うんこだらけのひげを剃った、ぼけの強いある八十代の男性。彼は、直腸がんで人工肛門造設を行なっていたのですが、その人工肛門につけるパウチという袋を外しては、ベッドじゅう、身体じゅうに擦《こす》りつけ、口にまでくわえてしまうんです。

これにはもう、私たちも困り果てた。もっと言えば、最後には、もう彼のところに行くのが怖くなりました。いくら看護婦は刺激の強いものを見慣れているとはいっても、うんこだらけの口もとだけは、何回見てもご勘弁、って感じです。

彼は、入院してきた時には真っ白なひげがひょろりとのびて、まるで仙人のような印象でした。

「ぼけが強くて本当にご迷惑をおかけします。家では仕方なく縛ったりしてました」と言い残し、介護に疲れ果てた家族は、彼を病院に預けると、さっさと帰ってしまいました。

その時、タオルでがっちり彼の両手を縛って帰っていった娘を、私たちは〝なんてむごい〟という目で見た記憶もあるのですが、その理由は、一晩たってわかりました。

昼間寝ていた彼は、夜になると目覚め、活動開始。腕以外は動かないものの、パウチを外して、全身うんこだらけにしてしまったのです。

身体を拭いては、パウチ攻撃というくり返しで、戦いのような夜が明けると、白々と明るくなった病室にくっきり見えだしたのは、すっかり黄色くなった彼のひげでした。

そのころには、不本意ながら、私たちも、彼の手を縛っていたのですが……。それでも、彼は上半身をくねらせ、パウチを外し、シーツをうんこまみれにしていた。その身体の動きたるや、まるで怪獣でした。

検温、採血、洗面、排泄介助ラッシュと、病棟の朝は忙しい。でもその朝を迎えて私たちがまずしたことは、彼を押さえつけて、うんこ色のひげを剃ること。そうでもしなくちゃ、彼に御飯を食べさせる気がしなかったんです。

それ以降も、彼のひげだけは、だれかがまめに、必ず剃っていたもの。みんな、うんこだらけのひげを見るのは、生理的に耐えられなかったんだと思います。

うんこまみれで、声にならないうなり声だけをあげる彼を気の毒に思いながらも、心の中で私は、彼のことを〝ベンコネザウルス〟と呼んでいました。ゴメンナサイ。患者さんに対してこんなことを言っちゃいけないんでしょうけど、笑ってでもいなけりゃ、やってられない気持ちになったのです。

その後彼は、家族に引き取りを拒否され、老人病院に転院となりました。

私たちは、転院前日にさらに念入りにひげを剃り、

「絶対にパウチを外してはダメですよ。向こうの看護婦さんに、嫌われちゃうからね。たぶんずっと、そこでお世話になるんだから。看護婦さんを困らせる患者さんにはならないでね」

と、来る看護婦、来る看護婦が、言い聞かせました。

ひと口に病院とはいっても、いろんな性質の病院があります。私の勤めている病院は都内の総合病院なので、入院できる期間は長くても三カ月くらいまで。〝老人問題が深刻〟とはいっても、まだ転院というあとがあるだけ、ましなほうでしょう。

うちのような病院からお年寄りがまわされる病院こそ、本当にたいへんだと思う。家族

から見放されたお年寄りをお世話するのは、お年寄りの世話が好きな人間にとっても、さまざまな複雑な思いを伴うものですから……。

そんなことを思いながら、いつも私は転院する患者さんを見送ります。転院先の看護婦に対する、ある種の申し訳なさを感じながら。そして、患者さん自身にとって、そこがなるべく居心地のいい場所であることを願うのです。

あの〝ベンコネザウルス〟氏は、その後どうしたのかわかりません。ただ、手を思いっきりかけた欲目なのか、転院していく彼は、少し淋しそうに見えました。今思い返すと、一番強く覚えているのは、彼のうんこだらけのひげよりも、見送る私たちの顔を見た、つぶらな瞳《ひとみ》なのです。

こんなふうにいろいろな思い出があるのも、ひげそりは、ちょっと手間がかかる、忙しい時にはあとまわしにしがちな援助だからかもしれません。

ひげそりを十分にしてあげられるのは、病棟全体が比較的落ち着いて、人が足りている時。こうした時は、私たち自身が仕事にやりがいを感じられるし、患者さんとの関係も充実してきます。

ばたばた忙しいのも嫌いじゃないんですが、時にはゆっくりひげそりもしたい。こんな私は、けっこうわがままです。

看護の可能性と限界を感じる床ずれとの、奥深い闘い――体位変換

体位変換。そりゃいったいなんだ、と知らない方は思われることでしょうが、これは看護婦にとって大事な大事な仕事のひとつ。患者さんの身体の向きを約二時間ごとに変え、これによって褥創《じよくそう》（床ずれ）を防止しようとするものです。

だいぶ前に、〝褥創裁判〟と呼ばれるものがありました。患者に床ずれができたのは、看護の怠慢であると、その患者さんの家族が病院を訴えて裁判になり、大筋で家族の訴えが認められています。看護婦の責任の重さを改めて感じさせられた裁判といえるでしょう。

床ずれの原理は、皮膚の同じ部分に圧力がかかることで、そこの血のめぐりが悪くなり、最悪、壊死《えし》を起こしてしまう、というもの。ですから、こうならないために、患者さんの身体の向きを変え、圧力のかかる場所を変えていけば、床ずれは防止できる――これが、体位変換の基本的な考え方です。

この床ずれには、好発部位、要するにできやすい場所がいくつかあります。それは、寝た時に身体の下になって骨と当たりやすい、仙骨部《せんこつぶ》（お尻の上のほうの、骨の出っ張っているところ）や、大転子部《だいてんしぶ》（身体の外側の、大腿骨《だいたいこつ》が触れるところ）など。もちろんいきなり壊死に陥るわけではなく、壊死にいたるまでには、赤くなったり、皮がむけたり、といった段階を経ていきます。

こう言うといかにも痛そうですが、ある時期を越えて神経まで障害されると、痛みを感じなくなってくるよう。もっと言えば、この床ずれは、健康な人が普通に寝ていて起こるものではありません。

健康な人であれば、同じ格好で何時間も寝ていることなどまずないですよね。なにかお尻が痛くなったと思っては、無意識に寝返りをうつ。この寝返りこそ、自然な体位変換で、これのできない人が、床ずれになりやすいのです。

最もハイリスクなのは、自分で全く動けず、知覚も麻痺《まひ》している患者さん。そのうえ意思の疎通が図れない、いわゆる植物状態の患者さんでは、床ずれを全く作らないで過ごすのは本当に難しく、特に在宅で介護を受けている患者さんでは、介護の手も足りませんから、大きな床ずれを作って入院してくる方も少なくありません。

裁判になるよりずっと前から、〝褥創は看護婦の恥〟という考え方がありました。患者さんをいつもきれいに磨き上げ、こまめに体位変換をしておけば、絶対褥創はできない。だから、褥創を作るのは看護の手抜きの結果であり、恥じるべきことなのだと、私たちは学生の時からたたきこまれてきました。

しかし、実際には、病院には褥創のある患者さんが少なからずいます。二時間ごとに圧力のかかる部位を変えていけば、もとに戻らないほどの障害を皮膚の組織は受けないといわれていますが、実際、一時間ごとに体位変換をしても、床ずれができた例もありました。医療が進歩した結果、ひと昔前ならすでにこの世にいなかった状態の人が、病院のベッドで横たわってるのが、今の状況です。全身状態が悪く、少し皮膚がすれても赤むけになってしまう人や、全身がむくんで、一瞬で床ずれができそうな人など、ハイリスクな患者さんは増えるばかり。床ずれ防止グッズもいろいろ登場はしていますが、どれも現実には追いついていないというのが実感です。

こうしたなかで、看護婦の意識もかなり変わってきています。もちろん、床ずれ防止のために体位変換をするのは基本ですが、できてしまった褥創に対する治療と援助について、ようやく正面から語られるようになりました。

以前は、〝床ずれは看護婦の恥〟の大原則のもと、床ずれはあってはならないものでしたから、できた床ずれについての研究は、タブーだったんです。

看護婦の、この原則を踏み外さない一途《いちず》なまでの真面目《まじめ》さは、たいていの場合、いい結果を生むと私は思います。定刻どおりに始まる引き継ぎや、翌日に仕事を残さない律儀さは、他人に対する寛大ささえ忘れなければ、けっこう心地よいものだと、私は感じます。

ただ、教科書的な原理原則にこだわるあまり、現実から外れてしまうというおそれがあるのも事実。そうした典型的な葛藤《かっとう》が、床ずれと看護婦のあいだには、あるように思うのです。

これはおそらく、近代的な看護の原点のひとつとして、〝床ずれ予防には体位変換で同一部位の圧迫を除去する〟ことの発見があり、床ずれを作らないことが看護婦のプロ性の象徴であった時期が長かったからかもしれません。清拭《せいしき》と体位変換だけでは床ずれは予防できない、という事実を認めたくない思いは、私自身のなかにもありますからね。

看護の仕事は床ずれ防止だけではないが、でもやっぱりそこにこだわる。その思い込みが強いと、自分もつらいし、現状認識を誤ってしまう。でもそれを完全になくすのも、淋しい気がするんです。

こんなに、さまざまな思いの交錯する床ずれとの闘いは、それを通して自分の価値観が見直せるほどの思い出を、たくさん残してくれました。

私が、〝床ずれの予防はとても無理〟と感じた初めてのケースは、全身の血管炎を合併した悪性リウマチの六十代の女性。彼女は若いうちからの関節リウマチが悪化し、五十歳前から車椅子《くるまいす》の生活をしていたのですが、徐々に血管病変も合併。心筋梗塞を起こして九死に一生を得たりするなかで、寝たきりになり、最後の入院は、最初から完全に寝たきりの状態で意識もぼんやりしていました。

そしてなによりすごかったのは、彼女の皮膚のもろさ。全身の血管がもろくなっていて、血管が本来ならば外に漏らしてはいけない、蛋白質《たんぱくしつ》を含んだ水分まで、皮下に漏らしてしまうため、全身が水泡のような状態だったのです。

身体の向きを変えると、下になっていたほうの皮膚が紫色になって、ちょっとこすっただけで皮がむけます。そしてそこからどんどん水が出てきて、紙おむつ数枚がびっしょりになり、しばらくしてさらに身体を反対側に向けると、また同じことのくり返しでした。また、水は点滴の跡や採血の跡などの、小さな穴からも同様に出てきます。要するに、皮膚のさまざまな部分から水が出て、水膨れがつぶれるように薄皮がむけていく状態だったのです。

彼女の身体を拭くのは毎朝のメインイベントのひとつでした。なぜなら、蛋白を含んだべたべたする水で汚れた身体をきれいにし、すぐに汚れるとわかりつつ、水の出てくる穴を消毒してガーゼを当てるのには、二人がかりでゆうに一時間はかかったからです。

「じゃあ今度は右を向きましょう」

「今度は左」

と、患者さんに二人で声をかけながら、身体の左右の端までくまなく拭いていくのですが、そうやって身体を動かすたびに水がしみ出て、換えたばかりのガーゼが濡《ぬ》れていくのを見るのは、なんともやりきれない気持ちがしたものです。

ただ、彼女の意識がすでにぼんやりしていたのが、せめてもの幸いでした。意識がはっきりしていたら、あの赤むけの皮膚への処置は、たいへんな苦痛を伴ったに違いありません。

そうやって、人間が生きていくのに必要な蛋白質が、どんどん漏れ出しては、症状はもうじり貧。点滴などで入れても入れても、皮膚の穴から漏れ出してしまうのですから、手の施しようがありませんでした。

約二カ月の経過で彼女が亡くなる時には、背中の皮膚のほとんどは赤くむけ、最も身体の重心がかかる尾てい骨の部分は、骨まで露出してくる状態。身体の肉となる蛋白質が外に出てしまうことで、できた傷は治りにくく、床ずれがどんどん進行した結果だったのです。

そして彼女が亡くなった時、身体を清めるのも、正直なところひと騒動でした。亡くなってからも、皮膚の小さな傷から水がどんどん出てくるので、浴衣《ゆかた》を着せることがなかなかできなかった。

「これじゃあ、おうちにつくまでに浴衣が汚れてしまうわね」

と、思案していた先輩看護婦は、仕方なく、注射針を皮下に刺して、たまった水をどんどん吸引しました。すると、水の引けること、引けること。足と腕を中心に、注射器で引いた水は、なんと五百ccを超えていたんです！

でも、それをしたあとも、水のしみ出しは完全に止まらず、少しましになった程度。結局、身体じゅうに紙おむつを巻いて、浴衣で見えないように隠すしかありませんでした。

彼女の場合、どうやったってあの事態は避けられなかった。最初から頭ではわかっていても、毎朝身体を拭くたびにひどくなっていく床ずれを見ながら、私たちは大きな無力感にとらわれたもの。床ずれ予防のためにさまざまなベッドやグッズも試したけど、やっぱり無力でした。

看護婦やっててつらいと思うのは、やはりこんなふうに、結果が出ない時ですね。めいっぱい手をかけても、どうしても患者さんの状態がよくならない時、どうやって最後自分をねぎらうか。

このあたりに、仕事を続けていかれるか、途中でつぶれるかの分かれ目があるように思うのです。

もう一例、床ずれを作っても仕方がなかったと思った例は、胃がんの骨転移で、絶え間ない吐き気と全身の痛みを訴えている患者さんでした。

その方は八十代の女性。生来丈夫な方だったのですが、ある時吐き気がするといって病院を受診した時には、進行した胃がんで、すでに手の施しようがありませんでした。そのため、短期入院で少し点滴で栄養をつけたあとすぐに自宅に戻り、残された日々を家族のなかで過ごしておられたのです。

家族の理解もあって、飲み薬で苦痛がとれているうちは、自宅でがんばりました。しかし、嘔吐《おうと》をくり返し、全身の痛みを訴えるようになって、入院してきた彼女は、もう二度と家に戻ることはできませんでした。

入院してきた時彼女は、全身の骨にがんが転移し、寝たまま横を向くのにも強い苦痛がある状態。おまけに、少し動かすだけで吐き気が増強し、嘔吐反射が出てきてしまうのです。

嘔吐しようにも、もう胃の中に吐くものは残っていません。それでも、嘔吐反射が出ることで、全身の筋肉に緊張が走り、それが骨転移の痛みをさらにひどくしてしまいます。

彼女が私たち看護婦に望んだことは、

「そっとしておいて」

と、ただそれだけ。でも、がりがりにやせた身体は、骨の出ている尾てい骨や、腸骨の部分にすぐ発赤《ほっせき》を作り、今にも床ずれができそうな状態でした。

知覚麻痺があるわけではない彼女にとって、床ずれの痛みもまた、苦痛を増すでしょう。ですから私たちは、彼女のベッドにさまざまなマットを敷き、説得して、二時間に一回、身体の向きを変えていったのです。でも、彼女にとっては、先々出るであろう床ずれの痛みよりも、今ある身体を動かされる苦痛のほうが、はるかに大きかったのでしょう。私たちが二人ひと組で身体の向きを変えるために彼女のベッドに近づくと、やせて目立つようになった目に涙をためて、

「動かさないで。後生だから、動かさないで」

と、手を合わさんばかりに頼むのです。

それを見ると、どの看護婦の心も痛みました。

「でもね、身体の向きを変えないと、床ずれができて痛いから……。ちょっとの辛抱ですから、がんばりましょう」

そう言って、私たちは彼女を励まし、身体の向きを変えたのですが、そのたびに彼女は悲しそうに首を振り、

「いいの。いいの。だから、動かさないで」

と、かすれた声で言いながら、身体を動かされていたんです。

それだけ彼女につらい思いをさせて体位変換を行なったにもかかわらず、尾てい骨の床ずれは、やはり予防できませんでした。食事がとれないことによる全身状態の悪化が、皮膚をもろくし、その傷の治りを悪くさせるのは、前の例と同じ。今度は、傷の消毒も必要になったため、身体を動かす必要も増し、彼女の苦痛はさらに強くなりました。

身体の向きを変えるたびに、私はいつも良心の呵責を感じていました。これは、他の看護婦も同じだったはず。

〝床ずれを作るのは看護婦として恥ずかしい〟という気持ちから、いやがる彼女を無理やり動かすのは、ただの看護婦の自己満足じゃないか。実際床ずれができても彼女は、その痛みよりも、身体を動かされるほうをいやがっている。もう、どんなに床ずれができようと、動かさないであげたほうがいいんじゃないか――。

そんな葛藤に、私たちはさいなまれていたのです。

床ずれができてから少したって、私たちは彼女の体位変換の回数を、ぐっと減らしまし

た。それでも、完全にやめなかったのは、同じ向きでずっと横になっていると、肺の、下になりつづけている部分に分泌物《ぶんぴつぶつ》がたまり、肺炎を起こすおそれがあるから。肺炎になって息苦しさが増せば、確実に彼女の苦痛は強まります。一日数回身体の向きを変えるのは、避けられないことでした。

結局彼女は、骨までいたるような床ずれを作って、この世を去りました。彼女の望むとおりにした結果でそうなったということで、私たちは努めて自分たちを責めないようにしました。

ただ、あれから十年近くたってひとつ思うのは、彼女に関しては、痛みのコントロールそのものが、うまくいっていなかったな、という反省です。今でこそ、一般の病院でも、がん末期の痛みに対しては多量のモルヒネ投与が認められています。しかし、私が就職した当時は、まだ〝モルヒネの使用は死を早める〟と敬遠する医師がほとんどでしたし、実際、がん専門でない一般の病院で多量のモルヒネを使用することは、管理上難しい面があったのです。

ここ数年は、モルヒネの使用が一気に一般的となり、座薬や飲み薬といったラインナップも充実。やむなく点滴で投与する場合でも、多量のモルヒネを使用することが可能になりました。

ですから、彼女のように、最後の最後まで痛みで苦しんで、というパターンそのものが減ったことは、患者さんにとっても福音《ふくいん》でしょうし、私たち看護婦にとっても大きな救い。そうなってからは、彼女のような例は、ずっと減りましたから、ご安心を。

床ずれの予防のためには、身体が動かせるように痛みを取ってあげることもまた、大切な援助なんです。

最近床ずれが問題になるケースの多くは、人工呼吸器をつけて、かなり無理やり生かしている患者さん。なんとか機械で呼吸をさせてはいても、少しずつ身体は死に向かっている……。そのことを感じさせるのが、こうした患者さんの床ずれです。

カロリーの高い輸液をして、データ的には栄養に問題がなくとも、やはり生命力のなさはいかんともしがたいのでしょう。二時間ごとに呼吸器を外して、身体の向きをぐっと変えることをくり返しても、いつしか尾てい骨のあたりが赤くなり、皮がむけ、壊死をしていきます。

最初は勝算があるという見込みで呼吸器をつけた場合もあれば、だめとわかりつつ、家族の希望でつける場合もある。でも、いずれにせよ、患者さんが呼吸器で息をさせられながら、肉体が徐々に滅びていく現実を見るのは、なんとも悲しいものです。

せめて亡くなる時までに、床ずれを治そうと思っていろいろなことをしても、結局は無駄骨に終わることがほとんど。多くの手間をかけて創意工夫をくり返しても、なかなかいい効果はあがらず、むなしい思いが残るばかりです。

これからも、昔なら逝《い》っていただろう人が、しばしこの世に足を止める世の中は続く。私たちの床ずれをめぐる闘いと、それに伴って感じるある種のむなしさは、けっしてなくなることはないでしょう。

自分を責めず、あきらめず。この気持ちが必要であるのは、看護婦の仕事すべてに共通するものかもしれませんけどね。

私は絆創膏アーティスト――包交

「だれかホウコウの介助についてくれませんか」
「ちょっとホウコウしてくる」
と、病棟でよく使われる言葉のひとつ、ホウコウ。知らない人が聞くと、〝患者さんに奉公するのか？〟などと思われるかもしれませんが、ホウコウとは包交と書き、もともとの言葉は〝包帯交換〟。傷や、各種のチューブが入っている部分を消毒し、ガーゼなどで被《おお》って保護することをいいます。

昔は、本当に包帯を巻いていることも多かったのでしょうが、今ではネット式の包帯や固定しやすい絆創膏《ばんそうこう》を使うのが主流です。

私なども、看護学校では包帯巻きの実習なんかもしましたが、今ではすっかり忘れるほど。腕の傷、足の傷でときどき巻く羽目になっては、自分の手のほうがぐるぐる巻きになっちゃいます。

と言っても、今の包帯は伸縮性があるから、巻きやすく、ずれにくいはず。それでもダメなんだから、昔の、さらしの包帯しかなかったころだったら、私なんて、看護婦失格だったでしょう。

今でも、腕や足といった長い部分には、包帯が使われることも多いよう。ですから、整形外科の看護婦は、包帯巻きの手際がよく、内科ひと筋の私なんかは、感動して見ちゃったりします。

内科で〝包交〟と言えば、チューブ類が挿入された部分の消毒と保護・固定、それに褥創（床ずれ）の処置が主。ガーゼ、絆創膏、そして創傷を保護する各種ドレッシング剤（水分を外から通さず内からは逃がす、といった新しい素材の、傷を被っておく材料など）を使うことが多く、それぞれが工夫して包交をしています。

それら衛生材料の選び方から使い方まで、包交にはそれぞれの看護婦の流儀が出ます。もっと言えば、性格も出る。だからがさつなO型の私などは、いつも細心の注意を払ってやろうとするのですが、いつもぼろが出て……。

次の勤務の人がやり換えてくれているのを見ては、今も落ち込むことがしばしば。それでも、日々工夫して、少しずつましになってきました。

看護婦九年目の今も、包交は奥が深く、ちょっとした気遣いで患者さんの快適さや行動範囲もアップする、楽しい援助だと思っています。

包交の際、一番私たちが気を遣うのは、まず清潔操作。傷口に直接手を触れないよう、うまく鑷子《せっし》（ピンセット）を使って消毒し、ガーゼなどを当てていきます。

ここで難しいのは、直接傷口に触れて清潔でなくなった鑷子と、消毒薬につけた綿球などを取り出すための、清潔な鑷子との使い分け。一連の動作は、見た目は複雑ですが、どこを一番清潔にしておかなければいけないかという理屈がわかると、意外に簡単です。

この、理屈がわかると一連の流れとして覚えられるというあたり、お茶の作法に似ていなくもありません。

新人のころは、先輩が傍らについて、この清潔操作については本当に細かく注意されたものです。ちょっとでも違うと、

「ほら、その鑷子はもう不潔なんだから、清潔な鑷子と一緒にしないの！」

なんて、叱られたもんです。清潔操作のなかでは、見た目にきれいでも、一度傷口や皮膚に触れたものは、不潔。完全に消毒されている状態のものだけが清潔で、そうでないものは不潔と考えて間違いありません。

このあたり、普通の人の感覚とは、ずいぶん違うでしょ？

「あの人は不潔」

と言うと、一般の世界では倫理的にであれ、身体的にであれ、相当な状態でしょうが、医療業界では、滅菌ずみのもの以外は、すべて不潔。その意味では、人間はすべからく、不潔なのです。

そうした認識の違いから、新人を指導しながらの処置中、不潔を連発されて、不機嫌になった患者さんもいました。処置のあと、

「わしゃ、そんなに汚いか？　年寄りはなぁ、み～んな、汚ねえんだぁ～」

と落ち込んだ八十代の男性しかり。逆に、〝不潔な器材〟に不安が募ったのか、

「そんなに汚いものを使ってるんですか？」

と聞いてきた、神経質そうな中年女性も、またしかりです。

そうじゃないんだけどなあ。

以来、包交について新人のへまを指摘する時にも、

「そこ、清潔じゃないから、清潔な鑷子でさわらないようにね」

というように、〝不潔〟という言葉は極力使わないようにしています。〝清潔じゃない〟って言い換えても、いやな人は、いやかもしれませんけどねえ。

それにしても、へまばかりだった私も、偉くなったもんだ。新人時代は、緊張のあまり、一度患者さんの傷口に使った鑷子を、清潔な鑷子が立ててある鑷子立てに戻して、先輩に悲鳴をあげさせたことも数知れず……。

これをやると、そこに立てられていた鑷子が全部不潔になってしまい、使用不能に。ああ、皆さん、本当にお世話になりました。

清潔不潔の話が出たついでに、日常生活で役に立つ消毒薬についてひと言。

皮膚にやさしいうえに、消毒力が一番強い消毒薬は、イソジン。ただし、茶色い色がつくので、この色を落とすために、病院ではハイポアルコールという薬液と併用しています。また、傷のない丈夫な皮膚や器材の消毒は、消毒用アルコールがグッド。消毒用アルコールといえば、すごくクラシックな薬ですが、今問題になっているMRSA（メチシリン耐性黄色《おうしょく》ブドウ球菌）にも有効な、すぐれものなんです。

また、布製品の消毒なら、塩素系の漂白剤がいいよう。看護婦でも、特にきれい好きな人のなかには、白衣を病院のランドリーに出さず、自宅でひと晩漂白したあと洗濯機で洗う、という人もいます。

病院で働いていると、こんなふうに、日常生活に役立つ知識がけっこう入ります。それをやるかやらないかは、本人がマメかどうかにかかってますけどね。

この清潔操作に関しては、手先の器用さによって多少やり方が違うにしても、基本は同じ。センスが問われてくるのは、このあとの、絆創膏などによる固定の仕方にかかってきます。

この際、まず私たちが一番先に考えるのは、患者さんの皮膚の弱さ。皮膚さえ強ければ、できるだけ強いテープで固定したほうが外れなくていいのですが、なかには、強いテープを貼ると、はがす時に皮膚まで一緒にはがれちゃうような人もいますから。その患者さんの皮膚の強さを考え、そのなかで一番粘着力の高いテープを使うのが基本です。

今は、昔で言うところの、〝紙バン〟のなかにも、皮膚にやさしくつきもいい、すぐれものが多く出てきています。これらは、年々改善されてはいるのですが、やや高価なのが玉にキズ。こうした衛生材料を患者さんにどう請求するかは、なかなか難しいところなので、結局は請求漏れとして、病院が負担する形になる場合も、少なくありません。

ちりも積もれば山となる、のたとえどおり、ただでさえ赤字が出やすい今の状況では、この負担も、ばかにならない。がっちりしている私大の大学病院などでは、売店で患者さんが指定の絆創膏を買ってきて、それを使って包交するところもあるようです。

さらに頭が痛いのは、どんなに高価なテープを使っても、皮膚がやられる患者さんがいること。この場合どうするか。そこに、意外な救世主がいたのです。

それはなんと、一般の文具店で売ってる、白のビニールテープ！　粘着力の点では今ひとつなんですが、どんな高級テープを試してもダメだった患者さんでも、これだとかぶれません。

まあ、ビニールテープなら、白じゃなくてもいいんですが、色がついてると、やっぱり見た目に妙。ただでさえ、ガーゼにビニールテープだとアヤシイところが、ますますアヤシク見えます（個人的には、いっそ黒と黄色のトラ縞《じま》なんかだったら、しゃれがきいてていいようにも思いますが。〝注意！〟って意味で……）。

この、ビニールテープを使う方法を私たちが知ったのは、ほんの三年ほど前。よその病院から移ってきた看護婦から教えてもらって以来、ビニールテープは包交の必須《ひっす》アイテムのひとつになりました。

でも、初めて彼女が白のビニールテープでガーゼを固定した時には、ちょっとみんな、びっくり。その白のビニールテープは、点滴の接続部が外れないようにとめるために常備していたもので、直接肌に貼るなんて、考えつかなかったのです。

ある病院で行なわれていることでも、よその病院ではやっていないことが、少なからずあるよう。それだけに、一カ所の病院でずっと働く場合、いろんな情報を仕入れなくっちゃなあと、改めて思ったものでした。

以前は毎日するのが当たり前だった包交も、ドレッシング材料が出てきたことで、その回数も減りました。創傷部の保護に使うドレッシング材料は、外からの湿気を通さず、中の湿気は逃がす、スキーウェアのような素材が使われています。外からの雑菌が入らず、浸出液も少ないならば、むしろ外気にさらさないほうが、菌がつかなくていい、というのがその考え方の基本です。

このドレッシングにも、いくつもの種類があり、皮膚の強さによって使い分ける必要があります。大きく分けると、透明で粘着力の強いものと、全体が紙のような素材でできている、肌への刺激の弱いものがあります。

この選択も絆創膏同様、その人の皮膚が許す限り粘着力の高いものを選ぶのが基本です。ただ、私のやり方としては、よほどの問題が起きない限りは、多少刺激はあったとしても、透明な素材のものを選ぶようにしています。

特に、処置をしたばかりの創傷や、管の挿入部の場合は、絶対に透明なものを使います。そうしないと、創傷部に出血や薬液の漏れなど、なんらかのトラブルがあった時に、発見が遅れるからです。まあ、出血に関しては、完全にそれが収まるまでは、普通のガーゼを使って、汚れたら換えていく、という形をとりますけどね。

ドレッシングはどれも高いから、無駄は許されませんし、なにより、患者さんの安全のために、包交の手間はけっして惜しめません。いくら新しい便利な方法が出たとしても、すべてにそれが適用できるというわけではありません。昔ながらのやり方も場合に応じて併用していくのが、ベストなのでしょう。

また、ドレッシング材料は、それだけでは粘着力に不安が残ります。特に中心静脈栄養のためのＣＶカテーテル（要するに、チューブ）など、体内に長期間管を留置する場合、創傷部の清潔を保つとともに、それが抜けないように、しっかり固定をする必要があります。そのためには、挿入部にドレッシング材料が貼ってあるだけでは心許《こころもと》ない。カテーテルそれ自体を何カ所かで固定するほか、ドレッシング材料自体がはがれないためにも、周囲をテープで固定する必要があります。

カテーテル類の固定は、それが太くなればなるほど、テープがはがれやすく、難しくなってきます。テープにうまく切れ目を入れて、カテーテルが動かないように固定していくのが、大事なポイント。いっぺんに広い部分を固定するより、少しずつ、何カ所かをとめるほうが、どうもいいようで……。このあたりは、看護婦それぞれ、頭を悩ますところです。

それというのも、こうしたカテーテル類が抜けてしまった場合、時に深刻な事態を引き起こすからです。場合によっては、抜けたあとの穴から空気が入ってはまずい場合がありますし、そこからの出血が生命の危機に直結する場合もある。また、CVカテーテルから入っていた大事な薬剤が行かなくなることで、短時間でも、病状が悪化する場合だってあるのです。

抜ける拍子に体の中のどこかでひっかかって、途中で切れた、なんて時はさらにたいへん。以前、腕から入れたCVカテーテルを、不穏になった患者さんがひっこ抜き、それが途中で切れて、切開して取り出す騒ぎになったこともありました。

さらに、そこまでいかないまでも、抜けたらまた入れなければならないわけですから、それによる苦痛は、たいへんなものがあります。入れた管を少しでも抜けにくいように固定するわざは、患者さんの命を守る基本でもあるんです。

そうはいっても、もちろん、看護婦の工夫にだって限界はある。特に、先ほどの不穏の患者さんのように、自分でカテーテルをひっこ抜いちゃうようなケースでは、どうがんばっても抜かれてしまう場合だって出てきます。

不穏の患者さんに対しては、やはりそれなりの鎮静や、抑制がやむをえない場合もある。

ただ、それを最小限ですませるためにも、患者さんの不快感・拘束感を減らすような、固定の工夫は必要だと思います。

たとえば、膀胱《ぼうこう》に留置してある尿カテーテルが気になっていじってしまう、という患者さんでは、カテーテルが動かないよう挿入部に近いところをテープで固定するだけで、違和感が減り、いじらなくなることがあります。

ＣＶカテーテルにしても、それにつながっている点滴のラインがぶらぶらするからいじってしまう、という場合も。そんな時は、ラインが見えない位置で点滴が吊《つ》るせるよう、ラインの取りまわしを工夫して固定することも大切です。

このあたりは、もう患者さんと看護婦のだまし合いのようなところがあって、自分の工夫で管が抜かれずにすむと、〝勝った！〟と単純に喜べちゃう。もちろん、深く考えだせば、自分でなにも判断できない状態になったお年寄りを、ベッドに縛りつけるような形で治療することに意味があるのかなんて、深刻になる場面もあるわけですが。

そんな状況だからこそ、包交でのひと工夫で、縛りもせず、眠らせもせず、治療が継続された時は、自分をほめてやりたい気持ちになるんです。まあ、うまくいかない場合のほうが多いんですけどね。

ただ、工夫はやはり工夫として、やりすぎがまずいことも事実。一時は包交に凝りすぎて、絆創膏にやたら切れ目を入れては、それが裏目になった時期もありました。

それというのも、曲線に沿って絆創膏を貼る時は、曲がっているところに切れ目を入れながら貼ると、はがれにくいんです。それを知ってしばらく、私はやたらテープに切れ目を入れて、ドレッシング材料のまわりを貼りまくってしまったのですが、角が多くなった分、はがれやすくもなって、結果はさんざんでした。

私としては、少しでもきれいにとめてあげることで、患者さんの気持ちを盛り上げたいって思ったんですけどね。

それにしても、

「ほら、花みたいにきれいでしょう」

と自慢した時、後輩もいいって言ってくれたのにな〜。きっともう、かなりへんちくりんなことしても、指摘されない年代に、私もなってるのね〜。

思わぬところで自分の年を感じ、自重せねばと思った、包交事件でした。真の〝包交アーティスト〟への道は、まだまだ険しいようです。

髪は、長〜い友達だから——洗髪

最近、半年以上にもわたって意識がないまま人工呼吸器をつけていた男性が亡くなりました。広範な脳出血で、当初から見込みが厳しかったものの、まだ中年といわれる年代。回復の見込みがゼロとは言いきれないこともあって、長期の呼吸管理になっていた患者さんでした。

その経過中も何回か危ない場面があったにもかかわらず、そのたびに死の淵《ふち》から這《は》い上がってきたのは、彼自身の生命力のたまもの。それでも、結果的に、顔も変わり果て、全身に床ずれができての、気の毒な最期であってみれば、生命力が強いことがよかったのか悪かったのか——。最期に立ち会った看護婦はみんな、複雑な心境になったものです。

最後のお世話であるエンゼルケアには、私も入ったのですが、全身いたるところに床ずれができたその身体は、まさに〝討ち死に〟の様相。しかし、それ以上にショックだったのは、彼の髪の汚れでした。

ベッド上でも、看護の技術をもってすれば、洗髪することは可能。そのために作られたケリーパードという、ゴム製の大きな洗面器のような器具もあります。しかし、呼吸器のついた、全く身体の動かない患者さんの洗髪は、慣れた看護婦でも時間がかかる。少しの体動でも不整脈がひどくなる状態だった彼の場合、正直言って、洗髪するのはギャンブルだと思いました。

それでも初めのうちは、毎日身体を拭く際に、蒸しタオルで髪を拭き、五分刈りの頭は、そこそこきれいになっていた。ところが、亡くなる前の一カ月は、高熱によるすさまじい量の発汗と、髪ののびのため、汚れがかなり目立つようになって……。

亡くなってから改めて見ると、フケが厚く積もって、酸っぱいにおいが立ちのぼってきます。さらに、少しでもきれいにしようとタオルで拭けば拭くほど、フケがどろどろにとけ出して、収拾がつかなくなりました。

本当だったら、遅ればせながら、その場で髪を洗ってあげたかった。でも、夜中のことで、看護婦の手も少なく、床ずれの処置をするだけでかなりの時間を費やしていたため、それはどうしてもできなかったんです。

結局、もうひとりの看護婦と相談した結果行なったのが、〝アルコール洗髪〟。消毒用アルコールを頭に振りかけて、何枚ものタオルで地肌と毛髪をぬぐい取ってみると、予想以上にきれいになって、ほっと胸をなでおろしました。

ここまで汚れないうちに、普通の洗髪が無理なら、せめてアルコール洗髪だけでもしてあげればよかった――。

毎回、患者さんを見送る時は、さまざまな悔いが胸をよぎります。


もともと、洗髪について、私にはあまりいい思い出がありません。

そのなかでもさえない思い出は、ほとんど毛のない、還暦過ぎの男性の洗髪。一度死の淵から立ち返ってきた彼は、意識がはっきりするほどに、そのわずかな毛にこだわって、回復後、初めて意思の疎通が図れたその言葉は、

「散髪に行きたい」

私はそれを聞いた時、いったいどこをどうやって切るんだろうと真剣に考え込んだくらい、彼は毛がなかったんですけど……。

結局、病院御用達《ごようたし》の理髪店に出張してもらって、髪を切り、本人はご満悦。見た目は全然変わらなかったのは、言うまでもありません。

ベッドから起きられるようになってからは、もう彼はヘアケアの日々。最初腕がうまく

使えなかったこともあって、毎日私たちは、流しで洗髪を手伝う羽目になりました。

正直言って、忙しい時には、もともと我慢強いほうではない私なんて、切れそうにもなりましたよ。急変でばたばたしている時も、時間になるとナースコール。自分用のケープをして洗面台の前にちょこんと座っている彼は、まさにテルテル坊主そのままでした。

それ以外のことでは、本当に看護婦の気持ちも汲《く》んでくれる、優しい患者さんだったんですが。やっぱり、毛のない人にとって、毛を守ることは、それだけ真剣勝負ってことなのでしょうか。

私たちも、そんな彼の屈折がわかるだけに、髪がないからおざなりにされてるんだと思わせないよう、気も遣いました。忙しいなか、やたらご立派なシャンプーをノミの涙ほど使って、つるつるの頭をなでるのは、むなしいものもありましたが……。

これもまた、精神的援助というものなのでしょう。

それにもまして忘れられない患者さんは、肺がんで亡くなった四十代の女性です。彼女は病名を告げられると、化学療法が始まる前に外出して、腰まであった髪をばっさり切って戻られました。

「どうせ抜けちゃうんだから。すっぱり切って、がんばるの！」

と笑顔を作っていた彼女は、目に涙を浮かべていた。あの時も私は、この世に神も仏もない、という思いにとらわれたものです。

あきらめていても、彼女にとって脱毛は本当につらかったのでしょう。脱毛が進むほどに、彼女の表情は暗くなりました。

せめて抜け毛を気づかせまいと、私たちは毎朝ベッドをきれいにするたび、そっと抜け毛を集めたものですが、いつも手鏡を見ていた彼女が、そのことに気づかないわけはなかったと思います。

つらい治療を受けたにもかかわらず、彼女の病状は悪化の一途をたどりました。そして、だるそうに横になっている彼女を少しでも励まそうと、私は、洗面台で彼女の髪を洗うことにしたのです。

彼女も、私の申し出をとても喜んでくれました。私も、そのことに救われた気がした。看護婦としては、とにかくなにかを望んでもらえれば、そこからなにかができる気がします。それがたとえ、あまり本質的でない、気休めにすぎなかったとしても……。

しかし、その洗髪は、結果的には全く裏目。いざ髪を洗ったら、残り少ない毛がどんどん抜けて、さらにみじめな状態になってしまったんです。

洗い流すそばから手の指に絡みつく黒髪と排水溝にたまった髪の塊《かたまり》を、今も私は忘れられません。自分が取り返しのつかないことをしたようで、いても立ってもいられない気持ちとは、まさにあのことだったと思います。

それでも彼女は、

「さっぱりしたわ。このところ洗ってなかったから。本当に、さっぱりしたわ」

と、何度も言ってくださいます。それが、私に対する気遣いだと、痛いほどわかるだけに、私はたまらない思いでした。

これらの洗髪をめぐるけっして明るくない思い出に、また〝死後のアルコール洗髪〟の思い出が加わって……。

看護学生時代、ケリーパードとゴム便器を間違えるところから出発した私の洗髪は、はなからなにか、ついていないという感じなのです。


しかし最近、仲間の看護婦から聞いた話をきっかけに、少し気分が変わりました。仲間の看護婦と、洗髪について話をしました。

彼女は、他の病院から移ってきた人で、私より経験が少し少ないながら、ものすごく仕事ができる看護婦です。けっこう怒りっぽくて、しょっちゅう、

「ちっくしょう！」

いや、『あったまきたぁ〜！』とナースステーションで吠《ほ》えてるのですが、それがちっとも、聞いてていやな気がしない。はっきりした物言いをしても、けっして嫌われることのない、不思議な人徳を持っています。

夜勤でふと手のあいた時間、私が彼女に、そのアルコール洗髪の一件を話すと、

「そう言えば、ここの病棟って、かなり無理してでも患者さんをお風呂に入れたりするけど、ベッド上で洗髪したりはしませんよね。ケリーパードなんて、ほとんど使わないって感じでしょう。たしかに前の病院のほうが、よくケリーパードで頭洗ってました」

と、彼女。

さらに彼女は、洗髪についての思い出を、いくつか話してくれました。

そのなかで忘れられないのは、白血病で亡くなった女性の話。

「白血病で、小さな子どもを残して亡くなった女の人だったんですけど、最後肺炎で、呼吸器がついてたんですよ。もうろうとしてることが多かったんですが、けっこうはっきりしてる時もあって、そんな時は筆談とかで会話もできたんです。彼女、よく髪を洗ってほしがりました。でも、そのたび熱が出てたりして、なかなかできなかったんですよ。でも、ある時、熱がない時を見計らって、ケリーパードでさっと髪を洗いました。〝今日、洗っ

ちゃおうね〃って言って、さっと——」

　彼女は、いつもの早口で、元気よくつばを飛ばしながら話します。表情豊かに。私はそれを見て、長年つきあっている同僚ながら、改めて、〃本当にいい人なんだなあ〃と感動したものです。

「で、その女の人は？」

　と私が聞くと、

「亡くなりました。髪洗ってからすぐに」

　と、苦笑いしながら、彼女。亡くなった時には、きっと、やってあげてよかったという思いと、それで死が早まったんじゃないかという思いで、複雑だったかも……。そんなことを思いながら、満足そうに笑っている彼女の顔を、私はしみじみ眺めました。


　それからしばらく、ベッド上で洗髪する一番いい方法について話し合ったのですが、お湯をためてシャワーのようにして使える洗髪車などの凝った道具よりも、昔ながらのケリーパードにバケツのお湯のほうが、やりやすいという結論で一致しました。

　看護に使うさまざまなグッズも、いろいろ工夫されたものが出ていますが、どれも一長一短で、結局昔から使われているものに帰ることが、少なくないんです。

しかし、どんな方法で洗うにしても、髪が絡まってどうしても取れないほど困ることはありません。特に長い髪の女性では、一週間程度熱で寝込んでいただけで、うなじの部分の髪が絡まって、頭の後ろに張りついてしまいます。

そう言えば、私が高校生のころ、通学で通っていた池袋の駅にいたホームレスも、頭の後ろがごわごわだった。

絡んだ髪を洗うたび、私は彼のことを思い出します。

「でも、なにを使って洗うにしても、うなじのところって、やりにくいよね。汚れがひどいと、ごわごわに固まってるもんなぁ」

と私が言うと、

「ホント。ちょんぎっちゃうぞ、と思いますよ。いらいらして」

と彼女がまた早口で答えました。でもそうしたちょっと投げやりな言葉と裏腹に、ていねいにていねいに髪をときほぐしてゆくのが、彼女の看護なんです。

この夜の彼女の話は、私に本当にいい刺激を与えてくれました。

看護婦はある意味では職人でもあるので、良くも悪くも、自分のやり方にこだわるところがあります。長く働いていればいるほど、そうなる傾向は強く、私自身、自分がかなり頑固になりつつあることをしばしば反省。実際、こうした情報交換は、いい刺激になるから、心がけないとダメなんですよね。

どんな職業でも、なにかの拍子である業務に対して苦手意識が芽生えてしまうと、なかなかそれを越えられない場合って、あるんじゃないでしょうか。看護婦では、ことその業務がしばしば生命にかかわるだけに、一度苦手と思ってしまうと、それが根強いものになりがち。

私の場合も、こうした失敗のなかで、洗髪を避けたい思いが、作られてきてしまったのかもしれません。

私もこれからは勇気を持って、ケリーパードに患者さんの頭をのせるぞと、また新たな目標ができました。

事実は小説よりおもしろい――看護記録

看護婦の日々の仕事のなかで、ナースステーションでの記録に費やす時間は、かなりの割合を占めます。その時々の患者さんの状態を記録しておくことは、継続した治療・看護を行なううえで欠かせないことですから、看護と記録は欠かせない関係。さらには、医療訴訟でも起これば大事な証拠の品となりますから、わが身を守るためにも、きちんとした記録が必要になるわけです。

お役所的に業務分析をすると、看護業務には、大きく分けて直接看護と間接看護のふたつの業務があります。前者は、身体を拭いたり、洗髪したり、話を聞いたりと、直接患者さんのところに行ってする看護。後者は、医師からの指示受けや記録など、間接的に患者さんのためになることをする時間です。

さらに細かく分ければ、さまざまな業務が出てきますし、法律的には、看護婦の仕事は診療の介助と日常生活の世話に分かれる。だから、業務を分類するといっても、実はかなり複雑なのですが、こうした分類法にこだわらずに私が内科病棟で日常的にやっていることを時間的に割り振ると、だいたい、以下のようになります。

・患者さんと過ごす時間が、三分の一。
・患者さんのことで医師や他部門の人と交渉している時間が、三分の一。
・記録をしている時間が、三分の一。

もちろん患者さんの状態やその日の業務分担によってこの割合はかなり変わりますが、ならしてみると、だいたいこんな感じになるように思います。

このなかで、看護婦が一番やりがいを感じ、帰る時にニコニコして帰れるのは、おそらく〝患者さんと過ごす時間〟が長かった日。手のかかる患者さんは多くても、病棟全体に大きな変化がない場合にこうした平安な日が訪れます。

反対に、ストレスがたまってイライラしながら帰るのは、〝患者さんのことで医師や他部門の人と交渉している時間〟が長かった時。どんどん変わる医師の指示を受けていくのは、けっこう面倒だし、神経も遣う。私のようにおおざっぱで忘れっぽい人間にとっては、余計に神経がすり減る仕事なんです。

それに加えてさらに、検査の申し込みに手違いがあった、連れてくる時間が遅い、などの他部門からのクレームが重なると、もう頭はバクハツ。

医師の手違いまで、看護婦に対して怒る他部門の職員には、〝強いものには弱く、弱いものに強い〟人間のいやな部分を見るようで、倍疲れます。まあ、その個人が悪いというよりも、そうした体質を作っている病院というシステムの問題なんでしょうけど。ふぅ〜。

こんなところでグチを言っても、まあ仕方がない。ただ、患者さんのためになにかするということでは、直接患者さんのところに行くのも、ナースステーションでいろいろ調整するのも、どちらも大事と思っても、やっぱり直接患者さんの顔を見ているほうがやりがいがあるっていう気持ちは、どうしようもありません。

じゃあ、三番目に出てきた記録はどうかというと、実は好きか嫌いかの個人差が、一番出てくるのがこれ。私自身は記録がそれほど苦にならない看護婦だと思うんですが。外からはわからないその魅力について、お話ししましょう。

看護記録といっても、実は病院によってその質や量にはかなりの差があるようです。うちの病院では、〝看護計画〟をきっちり立てて、状態の変化があればそれを修正していきますし、〝看護経過記録〟で、患者さんの経時的な変化を記録に残していく。こんなことはもうある規模以上の病院では当たり前のことでしょうが、他の病院から移ってきた看護婦のなかには、記録のボリュームの多さに、驚く人がいることも事実です。

しかし、看護計画といっても、なんのことかわからない方がほとんどでしょう。看護計画とは、各看護婦の対応が統一されるよう、質が保証されるよう、その決めごとをある一定の形で表現するものです。もちろん疾患についての知識も必要だし、いろんなケアの方法も知っていなければいけない。そのうえ表現の流儀にもいろいろあり、考えだすとなかなか奥が深いんですよ。

記録が苦にならないと言っても、私はこの看護計画のほうは、はっきり言って苦手。定時をはるかに超えて残業をしてまで看護計画を立てる、なんていうことはもちろん苦痛だし、その意味では、優等生な看護婦じゃあないんです。

なかには、さまざまな看護理論を学んで、それを自分なりにかみ砕いて理解し、看護計画のところで、その蓄積を生かしていく人もいますから。そういう人を見ては、ああすごいなぁ、偉いなぁと、ひたすら尊敬するばかり。とかく研究と実践って、距離があきがちなのは、看護も他の分野と同じ。この看護計画の部分が、研究畑の人の業績を実践の場に取り込む一番の窓口かなとも思うので、もう少し真面目にやらなきゃと思う今日このごろではあります。

ところで、看護計画から理論の話に飛びますが、この世に看護理論家、看護研究者という人たちがいるということも、多くの人に知ってもらいたいこと。看護婦というと現場の看護婦が多く目につくと思うのですが、看護婦の卵を教える教育者もいれば、看護に関するさまざまな問題を研究したり、新しい理論を組み立てたりする人もいるんです。

本当ならば、こうした教育・研究畑の人たちの業績をいただいて、現場での実践がさらにいいものになるのが理想。でも、実際にはどちらがエライ、みたいな生々しい話も出ていて、これまた難しい問題なんですよねえ。

ちなみに私は、看護を理論的に考えていこうとする人々が、けっして嫌いではありません。まあ、理論畑の人のほうが頭がいいとか、すぐれているとか言われると、そりゃあおもしろくないし、地に足着かない理論家の批判には、〝書生論だぜ〟と鼻で笑っちゃうこともありますけど。

でも、時には鼻で笑うってことも含めて、それはお互いが同じ地平に立ってるってこと。たとえ喧嘩《けんか》をするんでも、お互いの〝立場〟を非難しあうんじゃなく、相手の言っていることにかみつく直接的なコミュニケーションが、大事だと思うんです。このふたつは、同じに見えて、実はとっても違うことだと思う。やっぱり大事なのは、迷いもあれば悩みもある人間同士の対話を持つってことですよね。

実際、ひとりの人間でやれることなんて限られてるんだから、みんな、自分が一番得意なことをすればいい。そして、自分と違う分野でがんばってる人がいれば、心のどこかでありがたさを感じるくらいにしておくと、喧嘩も醜くならないいんじゃないでしょうか。

私はたまたま働き始めた〝病院〟って世界がすごく気に入ったから、ずっと臨床にいようと思ってますけど。でも、理詰めの世界っていうのはけっして嫌いじゃないいんですよね。

特に看護学では、看護というものをどう理解するか、人間をどうとらえるか、こうした根本的な問題にすごくこだわっていますから、その学問としての初々しさは、理屈抜きにいいと思っちゃうんですよ。こんなこと、研究畑の人が聞いたら、怒っちゃうかもしれませんけど。ひとごとだからおもしろがれることって、やっぱりありますよね。

ただ、その初々しさが、無批判に大学というシステムの権威を受け入れるような幼さにつながるようだと、いやになっちゃう。これが、看護の世界にいて、私が一番緊張しちゃうところです。

看護計画を立てながら、時にこんなことを考えてしまいます。だからきっと、ますますペンが進まないいんでしょうが……。

私が理屈抜きに好きなのは、なんといっても経過記録に、見たままを書くことです。

特に、私が燃えるのは、患者さんの異常行動を見た時。ひとたび患者さんの異常行動を見つけると、病状を記録する、という本来の意図を離れて、書き残すことそれ自体が目的化することも、しばしばです。

たとえば――。

肝性脳症という、肝臓の解毒作用が低下し老廃物が脳にまわることで起きる意識障害では、昏睡を起こしますが、その前に異常行動が現れることがしばしばあります。この肝性脳症では、〝とろ～んと寝ちゃうタイプ〟〝怒りだすタイプ〟〝いやらしくなるタイプ〟とさまざまの行動・言動の変化があり、見ていて驚かされることが多々あります。

ある六十代の男性は、脳症になりはじめるとやたらと荷物を片づけはじめ、それがひと段落つくと、

「それではそろそろおいとまいたします」

と、ナースステーションにやってきて、ぺこぺこと頭を下げるのがお約束でした。

ところが、それを止めたら最後、腰の低さが豹変《ひょうへん》。

「なんで帰らせないんだ！　大臣を呼べ！」

と、騒ぎだし、肝性脳症の治療である点滴や、浣腸による老廃物の排泄促進を行なうのも、男手を借りて押さえつけないとできない状況だったのです。

ですから、私たち看護婦は、彼が荷物整理を始めた段階で、早めにそれらの処置をしな

いと、あとが大変。

「ダメだ！　荷物整理が始まった！」

「じゃあ、浣腸だ！」

この看護婦の会話を聞いたら、いったいどんな病院なんだ、という感じですけど、こういう普通では考えられないことがいっぱい起こるのが、この世界なんです。

しかしそれでも、他の患者さんのことでばたばたしていて、彼の荷物整理を見逃してしまったことだってあります。

そうすると、足をがくがくさせながらも、ニコニコと〝おいとま〟の挨拶《あいさつ》に来た彼を見て、看護婦一同沈黙。すぐに男性の医師を呼び、浣腸の準備を始めたものです。

ある時私は、その押さえつけてのお互いにツライ浣腸をする羽目になったんですけど、なんとか浣腸はできても、激しい便意でいつになくのたうちまわる彼を、ベッドの上で排便させるのは、本当に看護婦総出でも困難でした。

その時にはもう、立ったり座ったりも困難な状況だったはずなのに、人間、いざとなるとものすごい力を出すものなんですね。結局最後はベッドの上に立ち上がられてしまい、腰を振ってベッドじゅうに便をまき散らされてしまったのでした。

この時初めて私は、力いっぱい彼の腰にしがみつきながらも、妙に客観的にその状況を記憶に刻んでいる記録者としての自分に気づきました。これは別に、私が物書きだからということではありません。

私はとにかく、この場にいない他の看護婦とも、絶対このおかしな光景を共有したかった。だからこそすべての始末が終わったあと、経過記録に事細かにその状況を記録してしまったのです。

簡潔に書くなら、〝ラクツロース浣腸施行。／施行中、体動激しく、ベッド周囲便で汚染する。最終的に反応便多量にあり〟とでも書けば、すむことだったでしょう。

しかし、看護婦総出の処置を記録するには、それではいかにも無味乾燥。苦労があとの人に伝わりません。結局私は、時間を少しかけて、こんなふうに記録をしました。

〝ラクツロース浣腸六人がかりで施行。四人が身体を押さえ、ひとりが便器を押さえ、ひとりが肛門にねらいを定め、カテーテルを挿入した。／施行中、体動激しく抵抗。寝たままで腰を振るばかりか、最後には制止を振りきってベッド上に立ち上がり、フラダンスのように腰を振る。それにつれて便がベッド周囲の、床頭台にまで飛び散り、看護婦はみな便だらけとなった。量的には反応便多量。表情はっきりしてきている〟

この記録は、仲間の看護婦に、かなりうけました。別に、記録なんてウケをねらってするわけじゃない。でも、各病棟にひとりやふたり、なんとな〜く〝ウケねらい〟の記録や引き継ぎをする看護婦って、必ずいるみたい。さらに、ウケをねらわないでも、ウケちゃう天然ぼけもいるし。

実は看護記録って、それなりに個性がぶつかりあう、看護婦の〝作品〟なのです。

その他にも、看護記録の隠れた名作は、たくさんあります。

〝窓ガラスまでふるえるようないびきをかいて眠っている〟

〝ひとりではトイレまで歩けないと車椅子での介助を希望するが、ふと見ると、売店までは歩いて行っている。アイスクリームなどを買ってきた様子〟

〝となりのベッドのお年寄りに、『おねえちゃん』と呼びかけている〟

〝ベッド上で安静に、と声をかけると、足をひきずり、逃げるように部屋に戻る〟

〝下半身のみ裸で廊下を歩いている。注意するとなぜか、『汗をかいたので脱ぎました』と堂々としている〟

どれも、わざわざ詳しく書かなくてもいいことかもしれないけど、書かれると目の前にその情景が浮かぶような、そんな記録。その患者さんの状態や性格が、笑っちゃうくらい伝わってきます。

時には、その看護婦独特の表現、というものもあり、見慣れないとどっきりすることも。

以前一緒に働いていた後輩は、患者さんの便の表現にやたら凝っていて、妙にリアルでした。

〝普通便モンキーバナナ一本分あり〟

〝水様便茶碗《ちゃわん》一杯あり〟

〝小豆大《あずきだい》の軟便片手一杯程度あり〟

これって、たしかにすごく正確な表現かもしれませんが、〝片手一杯〟と言われると、すくってみたのか！　なんてついつい思ってしまう。

私なんかはこういう表現ってうれしくなっちゃうんだけど、なかには〝不真面目で許せない〟って思っちゃう人もいたみたい。彼女、よく先輩から、

「緊張感が足りない」

って言われるって言ってました。

もちろん法的な書類にもなるから、ある程度の枠に収まるのは仕方ないにしても、生身の人間を表現する記録として、もうちょっと自由に書けると、記録が嫌い、という看護婦も減る気がするんですけどね。

夜勤で時間があいた時に楽しみなのは、昔のカルテに綴《と》じ込んである看護記録を読むことです。

入退院をくり返している患者さんが入院してきた時は、過去の入院時の記録を参考にするため、以前の入院カルテが病棟に上がります。時には、二十年以上前のカルテもついて上がってくることがあり、書式の違いや、サインされている名前を見て、びっくりすることもしばしばです。

昔は（といっても、今でもこうした形のところもあるようですが）、日中の記録は黒字、深夜勤の記録は赤字で書かれていました。記録の量も今と比べたら全然少なく、処置と雑用に追われていた看護婦の姿が、行間から見えてくるようです。

また、すでに婦長になっているベテラン看護婦の新人時代の記録なんかを見ると、なんかしみじみ。すすけて変色している紙のにおいも、なんかノスタルジックで、ああ、一日一日大事に働かなきゃなあ、などと殊勝な気持ちになります。

また、意識不明で入ってきた患者さんの記録では、患者さんの言葉の欄がずっと空欄だったところが、ぽつぽつと発語が記載されるようになり、やがて普通の会話が記録に残り始めるその経過が、やはり感動的。

書いているその時は、ただその日あったことを必死に書いていたのでしょうが、あとから記録を読み返すと、その経過から学ぶこともまた多くあります。

ありきたりな言い方になってしまうのですが、やはり経験を共有しあい、深めていくた

めには、記録するという行為は欠かせません。昔の記録を読み返しては、

「わ〜、○○婦長のぺーぺー時代の記録だぁ〜！」

などと騒いでいる不届きものの宮子ですが、頭の隅では、そんなことも考えているのです。

また、看護記録をよりよいものにするためには、今後、コンピューター化をどう取り込んでいくかという問題も避けられません。法的な問題もあるので、すべてをペーパーレスにはできないと思いますが、看護記録については、全体的に〝書き写し〟の手間が多いことに、私自身大きな問題を感じています。

書き写し業務を減らせば、もっと看護婦が自分のスタイルの記録を追求し、充実させることもできるんじゃないか――。

そんな目論見《もくろみ》のもと、私は今、コンピューターを中心に情報関連の勉強を始めています。これがはたして自分の問題意識に結びついていくかは、まだまだ疑問なんですけど。

いずれにしても、書くにせよ、読むにせよ、こだわるにせよ、看護記録は、私にとって、いろいろな刺激を与えてくれます。

看護婦は患者のそばにいない時、なにをしているのかとご不審の向きがあれば、その多くの陰の時間は、記録に費やされていると考えて、間違いありません。

患者さんとの最初の架け橋――プロフィール聴取

患者さんが入院してきた際、まず看護婦がしなければならないことのひとつに、プロフィール聴取があります。

これは、患者さんの既往歴（これまでかかった病気）や現病歴（今回入院にいたるまでの症状や治療の経過）、生活歴について規定の用紙にまとめるもので、まずは患者さんが記入できる部分を記入していただき、足りない部分を看護婦が問診の形で補足していくやり方が一般的。病院によってさまざまな書式がありますが、この内容の充実の如何《いかん》で、あとあとのケアに大きく影響が出てきます。

ただ、既往歴、現病歴については、その大切さがすぐにおわかりいただけるのでいいのですが、生活歴についてうかがう時には、プライバシーの見地から気を遣います。健康な時の身体状況や、生活パターン、職業や経済状態、家族構成などを答える必要がなぜあるのか。このあたり、疑問に感じる向きも少なくないようです。

それが必要な理由は、以下のようにたくさんあります。

退院後、その人がどのような暮らしに戻るのかを知っておかないと、退院のゴールは決められませんし、どのような生活をしてきた人なのかを知っておくことで、今後起こりそうな問題が予測できもする。また、健康な時の状況を知っておかないと、現在の状況がどの程度なのかも、わかりませんよね。

たとえば、プロフィールには、健康な時の食事と排泄の状況を記入する欄が必ずあります。ある患者さんが朝食を必ず残しているのを見て、食事量が減っていると判断する前に、私たちは必ずプロフィールを見直します。それは、ひょっとするとその患者さんは、もともと朝食をとる習慣がないかもしれないから。これは、若い患者さんでは、しばしばあることです。

また、排便についても、特に女性は便秘の方が多く、もともと毎日排便がない、という方をよく見かけます。私たちは毎日排便の有無を必ず聞いて、三日も便が出なければ下剤をお勧めするのですが、時には健康な時から一週間に一回くらいの排便という方がいて、自然にまかせることもあります。

ただ、入院中は運動不足からもともと快便な人でも便秘傾向になりますから、そうした方にはなるべく下剤を飲むよう勧めます。いずれにしても、もともとの排便状態を理解しておくことが、このあたりの判断の基本になるというわけです。

「なぜそんなことまで看護婦に教えなきゃならないんだ」

と、おっしゃる患者さんには、こうした理由をお話ししたうえで、

「医療者は患者さんの情報に関しての守秘義務があるので、安心してお話しください」

と、伝えます。さらに、プロフィールの聴取は他の患者さんのいないところで行なうなど、プライバシーの保護には、私たちも万全を尽くしています。

しかし、それでも絶対教えたくない、という患者さんには、もちろん無理に教えろとは言いません。ですから、まれに、生活歴を全くうかがえない患者さんもいらっしゃいます。

また、本人が拒否したわけでなくとも、病状から話せない状態で、かつ身内もいなければ、話せるようになるまではなにもわからないという場合は、よくあります。

こんな時は、なにもわからない状態のなかから、手探りでいい看護をするように努力するしかありません。

入院患者が来ることがわかると、看護婦はまず、

「プロフィール、だれがとる?」

と声をかけ合います。以前にも入院歴のある人なら、前回の入院カルテから情報がとれるので楽。でも、初回入院はそうはいきません。

病棟の業務量は、この入院受け入れの数に大きく左右されるのですが、そのなかでプロフィール聴取は、一番の大仕事なのです。

プロフィール聴取がスムーズに運ぶかどうかは、病気の重症度、病気の経過の長さ以上に、それを話してくれる人の理解度にかかっています。

高齢者や重症者の多い内科病棟では、本人に代わって同居の親族などからプロフィール聴取をすることも少なくありません。患者さんから聞けない、あるいは患者さんでは話にならない、というような場合、看護婦はだれからプロフィールをとるか、適当な人を探すのです。

プロフィール用紙には、患者さんが自分で記入する場所も多いので、患者さんかその代理の方に記入していただけると、ラッキー。そうでない場合は、ひとつひとつこちらから質問して、答えを書き取らなければならないので、必要な時間は大幅に増えることになります。

しかし、一見しっかりしている人と思って、プロフィール用紙を本人に渡したら、とんでもない答えが書いてあったなんてことも出てきます。以前、肺炎で入院しておられた八十代半ばの男性が書いてきたプロフィール用紙は、今も忘れられません。

彼は、社交ダンスが生き甲斐の男性で、肺炎のため重症の酸欠状態で運ばれたその日も、スタジオでダンスに励んでいたそうです。家に帰ってあまりにも息が上がっているので、心配した家族が病院に連れてきて、そのまま緊急入院となりました。

ついてきた家族は入院の荷物を取りにいったん家に帰ったため、プロフィール聴取はできません。酸素吸入を始めたおかげで息苦しさも減っていたため、じゃあ本人に書けるところを書いてもらおうかと手渡したのが失敗だったのです。

帰ってきた用紙には、すべて、〝ダンス〟の文字しかありませんでした。

〝現在の症状はなんですか――ダンスが苦しくなった〟

〝職業――ダンス〟

〝趣味――ダンス〟

〝宗教――ダンス〟

〝健康のために注意していることはなんですか――ダンス〟

〝心配事はありますか――ダンスができない〟

こりゃダメだ、と結局家族が来てから再度プロフィール聴取となりましたが、彼がふるえる字で記入したプロフィール用紙は、私たちのあいだでの永久保存版。たしかに彼、普通の人なら歩くこともままならない酸欠だったのに、ステップ踏んでたんですから、本当にダンスが好きだったんでしょうね。

こちらが欲しい情報と、本人の伝えたい内容がしばしばずれるのは、プロフィール聴取の常。くじけず、しつこく、やっていくしかありません。


本人記入の名（迷？）回答は、他にもいろいろありました。

質問のなかには、月経についてのものもあります。この質問は、まずそれの〝有／無〟のいずれかに○をつけ、〝有〟の場合はそれが何日型で、月経困難症を伴うかどうか問い、〝無〟の場合には、閉経の年、婦人科手術の既往について問う内容になっています。

当然これは女性に対する問いなので、わざわざそのことを断ってはいません。

ところがまれに、律儀な男性患者さんのなかには、月経〝無〟にきちんと○をしてくれる方がおられるんです。

もちろん間違いじゃないけど、そこまで書いていただかなくても、とは思っちゃいますよね。

ですから今は、男性患者さんに用紙を手渡す時は、月経の欄に斜線を引いて渡すようにしていますが……。

それでも〝無〟に○をつけてきた人が、かつてひとりだけいました。

できすぎの笑い話で、海外旅行関係の書類で性別を問う〝SEX〟の欄に〝週二回〟と書いた男性がいたって話を聞いたことがあります。それはまあ作り話なんでしょうけど、プロフィール用紙の回答を見る限り、そういう人がいても不思議じゃない気になります。

また、どの欄よりも名・迷回答が続出するのは、〝ご自分でご自分をどのような性格だと思いますか〟と、性格を問う欄。

〝楽天的〟〝気が小さい〟〝神経質〟などは、一般的なところですが、これも自己申告と実際があまりに違うのでびっくりすることがあります。

それも、つきあってみて本当に楽天的な人が〝神経質〟と書いてくることは少なくて、〝楽天的〟と書いてあるのに、実はものすごい神経質で悲観的な性格だった、という場合のほうが多いよう。

もちろんこれは、病いのせいでそうなる、ということもあるんでしょうけど、神経質で悲観的な人のなかには、〝楽天的でありたい〟という思いが根強くあるのかもしれません。

こうありたい自分と、現実の自分のギャップって、どんな人にもつきものだから。そんな思いで性格の欄を見ると、またすっぱい思いになったりします。

わかるようでわからないけど、多数見られる答えとしては、〝普通〟というのがあります。

これも、こう書いてくる人のなかには〝いったいこの人のどこがどう普通なんだ〟と思わせてくれる人もいて、〝みんな自分が普通と思ってるのね〜〟と、世の真実に触れる思いが……。

廊下で看護婦を呼び止めてはパジャマの上着を胸の上までたくし上げ、

「ちょっと看護婦さん、湿布貼って」

とか言ってた五十代の彼女も、あまりに自慢話が過ぎて病棟中の嫌われ者だった六十代の彼も、自分の性格は〝普通〟。

普通っていうのは、まあ、あくまでもその人なりの普通ってことなんでしょうね。

その他おもしろい答えとしては、

〝B型の性格〟〝A型の性格〟

〝射手座〟

〝未年《ひつじどし》〟

などの占い系。

〝猫型〟〝犬型〟

なんていう性格分析的なものも、いくつか見たことがあります。

それ以外に、妙に客観的で印象に残っているのは、

〝お調子者〟

〝小心者〟

〝サラリーマン〟

なかでも、〝サラリーマン〟って答え、なんか泣けませんか？　これを書いたのは、定年間近の、いかにも実直で気弱そうな男性。彼は肝臓がんで亡くなりましたが、無理にがんばるでもなく、弱音を吐くでもなく淡々と亡くなっていった姿が、印象的でした。

また、ぎょっとさせられた答えとなると、なんといっても、

〝神〟

と書いてきた、謎《なぞ》の若い男性。私が新人時代、一、二日で帰った人なので、どんな人だか記憶にもないんですが、あの答えだけは、今でも覚えています。

それから、

〝凶暴〟

っていうのも、びっくりしたなあ。でもこれは、患者さんのジョークで、実際はユーモアのある、おもしろい中年男性でした。

このように、性格の自己申告は、本人の希望的観測からウケねらいまであって、うかつ

に信じられないところも多々ある。それでもあえてうかがうのは、その実際とのずれも含めて、情報としての価値があるからなんです。

プロフィール聴取で一番つらいのは、問診に際して要領を得ない答えばかりが延々続く時です。

もちろん、入院という事態に動転している患者さん、医学知識のない患者さんであれば、こちらもそうそう欲しい情報だけが的確に得られるとは期待していません。そこまで看護婦も、手前勝手ではない。あくまで患者さんの側に立って、答えやすい問いを工夫するのは、看護婦の腕の見せどころでもあります。

それでも、時にはどうしましょ、と思う場面もある。以下は、私が一度ならず経験した、どうしましょ、のふたつのパターンです。

ひとつめのパターンは、患者さんを差し置いて、家族が自分のことを話し続ける場合。

そんなことあるのかと思われるかもしれませんが、高齢の御夫婦のどちらかが入院する場合、それぞれが自分の身体の不調を訴えだすのは日常茶飯事です。たとえば夫のほうが入院する場合に、妻が夢中になってこんな話をすることも——。

「この十年、血圧が高いと言われていまして、こちらの病院にお世話になっていました。

朝晩、二錠ずつ薬をいただいています。私も、五年前に保健所の検診で血圧が高いと言われてからは、こちらに来ているんですよ。おまけに腰も悪くて、整形外科にもかかっているんですよ。このあいだは、おしっこの色がおかしいと思って、泌尿器《ひにょうき》にかかったら、なんでもないって言われて……。でも、おしっこが近い気がしてるんですけど、内科の先生は大丈夫だっておっしゃるんです」

まあ、奥さまもお年だし、自分の身体も心配なんだろうなぁと一生懸命心を平安に保とうとはしますが、忙しい時なんか特に、〝あなたのことを聞いてるんじゃないんだよぉ〜〟と泣きたい気持ちにさせられます。

ふたつめのパターンは、話がどんどん本筋からそれていく場合。たいていの場合それていく方向は自慢話に落ち着くことが多く、押しの強い患者さんだと、どうにも話の修正がきかないこともあります。

「今は、持ちビルの上がりで生活をしています。東大を出てしばらくは勤めましたが。長男も東大を出て、今は勤めをしてますが、どうなることやら。女子大出の嫁をもらって、ビルのひと部屋で生活しとりますよ。そこの孫は、ひとりが白百合《しらゆり》で、ひとりが慶應です。次男は早稲田を出て、新聞社に勤めて……」

こういう話聞き続けるのって、はっきり言って苦痛。こうした話も、もちろん話し方によっては、嫌味にならないこともあるんだけど、進んで話したがる人の多くは、やっぱり鼻持ちならない人みたいです。

このような問題はしばしば起こるにしても、基本的にプロフィール聴取は、楽しい仕事です。

それは、看護婦が一番深く患者さんとかかわれる時間であり、実にいろんな話を聞けるから。時間に追われれば、とにかく手早く必要な情報を聞いてまとめよう、と能率重視になってしまいますが、時に話がそれるのも、プロフィールの楽しみ。延々と続く自慢話や、配偶者の身体的訴えを聞き続けるのはともかく、お年寄りの昔話、数奇な運命をたどっている患者さんの話を聞くと、プロフィール聴取は、まさに取材だなと思いますね。

もっと言えば、どんな人の暮らしにも、いろんなことがあるんだな〜と、学ばされることがたくさん。離婚して家に戻ってきた娘さんがいたり、親の介護の問題を抱えていたり、一見平和そうな家庭にも、実にさまざまな問題があるってことも、よくわかりました。

また、プロフィール聴取を通してかかわった看護婦に対しては、患者さんも親近感を抱いてくださるようです。

就職して初めてプロフィールをまとめた患者さんは、悪性リンパ腫《しゅ》で亡くなった七十代

の男性でした。彼は、私のことをとてもかわいがってくださり、他の患者さんが私のへたな採血をいやがった時も、彼だけは、

「宮子ちゃんが来てくれるとうれしいね」

とおっしゃってくださいました。私が注射器を持って自分のベッドに来ることを、患者さんのだれもが恐れていたのに、です。

そして実際私は、なかなか一度で血管に針が入らず、何回か針を刺すことがほとんどでした。それでも彼は、

「練習しなくちゃうまくならないよ」

と、穏やかにおっしゃるのです。ありがたいやら、自分が情けないやら複雑な気持ちでしたが、彼の温かい言葉のおかげで、今の自分がいるんだと、今も感謝に堪えません。

さんざん問診したあとも、聞き忘れたことが山ほどあって、何度も彼のところに行ってはメモをとった初めてのプロフィール聴取。あの時から私は、彼に迷惑をかけどおしでした。

でも、今も病院のどこかに、あのプロフィールが残っていると思うと——。

自分の新人時代の足跡と、彼の温かい心遣いが、いつまでも残るような気がしてほっとします。

第二章

あなたの疑問に答える　体験的看護婦への道編

あなたの希望はどのコース――いろいろある、看護婦への道

一九九三年に『看護婦だからできること』を出版して以来、私のもとには〝看護婦になりたい〟という主旨の相談の手紙が、かなりの数寄せられつづけています。

ちなみに、出版直後に届いた多数のお便りのなかには、どうしてもお返事を差し上げきれないものもありました。もしそのような私の不作法にもかかわらず、再度この本を手にとってくださっている方がおられましたら、心よりお詫《わ》び申し上げます。

ただ、そのようななかでも、進路の相談に関するものには、なんとか返事をしたためていたつもり。そして、そうした読者の方から〝看護学校に入りました〟というご報告をいただき、私までうれしくなることも数多くありました。

今後も、機会があれば、こうした一対一のご相談になるべく応じたい気持ちはあるのですが……。

やはり、看護婦になりたいと思い始めている、より多くの方に生きた情報をお知らせしたいと思い、この本の後半は、主に私の看護学校時代を中心にまとめることにしました。

しかし、私が看護学校に入ったのは、もう十五年以上前のこと。今とはいろいろ違うところも出ていると思うので、そのあたりは、最新の情報とあわせてお届けしたいと思っています。

それではまず、私の〝体験的看護学校の選び方〟からお届けいたしましょう。

私が看護学校に入ったのは、一九八四年。高校を出、大学を一年半で辞めて、人より二年遅いスタートでした。

結局私が選んだのは、東京厚生年金看護専門学校という、全日制・三年の看護専門学校。

看護婦になるには、大きく分けて准看護婦学校（二年制）、または高校の衛生看護学科から進学コース（全日制二年／定時制三年）を経て看護婦に進む方法と、最初から看護婦資格の取れる看護大学（四年）・看護短大（三年）・看護専門学校（全日制三年／定時制四年）に進む方法のふたつがあります（また、看護短大には准看護婦の資格を持つ人を対象とした二年制のコースもあります）。

私の場合、とにかく経済的に安く、できれば働きながら行くコースがよかったので、最初は准看護婦からのコースを考えました。

しかし、実際准看護婦学校に行っている友人から、

「働きながら勉強するのはかなりきつい」

「卒業後、働かせてもらっている病院で勤務するよう強制されるので、実際にはすぐに進学コースには行きづらい」

など、マイナスの情報がいくつも入ったので、准看護婦からのコースは、早いうちにあきらめましたが、今にして思うと、正しい選択だったと胸をなでおろしています。

看護婦という資格にたどり着くのに、あまりに時間とエネルギーをかけていては、他のやりたいことはやれていなかっただろうと、しみじみ思うからです。

さらに最近では、准看護婦の制度自体が、なくなる方向になってきています。

もちろん、准看護婦と看護婦がともに作ってきた、これまでの看護の歴史自体が否定されるものではありませんが、より高度な資格職として看護婦が発展していくためには、ふたつの資格に分かれていることはマイナスの面が大きい。さらに、大手の病院では、准看護婦の採用がないところが増えていますから、実際、准看護婦を養成しても、働く場所が限られてしまうのです。

今では、准看護婦は、開業医の強い希望によってのみ、その制度としての命を長らえて

いると言っても過言ではないでしょう。

私としては、やはり、こうした不安定な資格をこれからの皆さんにお勧めすることはできません。

皆さんのなかにも、以前の私と同じように考えている方もおられると思うのですが、やはり高卒の資格（もちろん、大検も含めて）さえ持っているならば、看護婦の資格が取れる全日制三年の看護学校（これを〝レギュラーコース〟と呼びます）への入学をお勧めします。

あとのほうでお金のことについてはお話ししますが、看護専門学校について言えば、国公立を選べばお金がほとんどかかりませんし、多くの学校でアルバイトも可能。わざわざ准看護婦学校（以下、准看学校）から進まなくても、なんとかなるのではないでしょうか。

それでもどうしても働きながらでなくちゃ、という人には、定時制・四年の看護学校が次善の策。このコースだと、入学して学べば、四年で看護婦資格が取れます。

これも、行った人の話だとかなりきついそうですが、それでも、ずっと働きながら准看学校→進学コースと進んで看護婦の資格をとるのに五年かかり、なおかつあいだに進学コースの入試があることを考えると、かなり楽とのこと。

このあたりの情報って、なかなか高校の進路相談の段階では教えてくれないようですけど、実はとっても大切な情報なんですよね。

本屋さんに行けば、いろんな看護系の学校のガイドも出ているから、それを読んでまずは、選択肢の幅を広げることが大切。また、各都道府県の看護協会（看護婦の職能団体）でも、問い合わせに応じてくれます。

大学中心になりがちな今の高校の進路指導では、看護学校の情報については不十分である場合が多いのです。

そんなわけで、ここでは、准看学校については、あえて触れません。そうは言ってもさまざまな事情から准看学校に進む人もいるでしょう。

その方たちには、できるだけ早く進学コースに進み、看護婦の資格を取ることをお勧めしたいと思います。

看護婦の資格を一発で取るぞ、と決めたところで、次に悩むのは、専門学校にするか、大学・短大にするか、ということでしょう。

ひと言で言えば、そのどこを出るにしても、あくまでそれは基礎教育。看護婦としての差は、働き続けるなかで生まれてくるものですから、あまりどこの学校を出るかにこだわらなくてもいいと思います。

しかし、実際には、教育内容の差とは必ずしも関係ない差が、看護専門学校と看護短大・看護大学には作られています。そのほとんどは、看護系の専門学校が厚生省（現・厚生労働省）管轄、短大・大学が文部省（現・文部科学省）管轄というお役所の縦割りが作る差であり、多くの専門学校生にとっては、不利益なものであると言っていいでしょう。

一九九九年からやっと専門学校を出ても大学への編入が可能になりました。それまでは、同じ三年間勉強しても、看護専門学校だと大学に編入できず、短大だと編入できたのです。

たしかに、短大・大学と専門学校では、設置基準は違います。しかし、看護学校の場合、看護婦国家資格を取る、というところで、一定の教育レベルは保証されているわけですから、こうした差をあえてつける必要はもともとなかったものと思われます。

実際、看護専門学校と看護短大・大学はどう違うかと聞かれると、その内容以上に、問題になるのは、前記のような、不可解な〝差別〟ばかり。この十年のあいだに、看護大学や看護短大は飛躍的に増えましたが、それに伴い、こうした矛盾も拡大してきた気がします。

世に珍しくもない大卒も、看護の世界では珍しいだけ、今は妙にお互い意識しちゃうのかもしれません。これも、専門学校からの編入があたりまえになれば、変わっていくと信じたいものです。

看護大学・看護短大が増えたといっても、圧倒的多数は看護専門学校ですから。看護専門学校卒の人たちが、淋しい目に遭わないような仕組みを作ってほしいものです。

ですから、こうした状況の下で、

「看護専門学校と大学と、どっちがいいのでしょうか」

などと相談されると、こちらとしてはとても答えに窮します。

実力本位の資格職としてこの仕事を選んだ身としては、〝そりゃあ専門学校より、大学のほうが通りがいい〟と無邪気に言いたくないし、今の状況自体が間違っているとしか思えないのですから……。なんとも気持ちは複雑です。


私が看護学校に入学したころは、まだ看護大学や短大は数えるほど。看護学校といえば看護専門学校、という時代だったから、悩まずにスッとそっちに行っちゃった。思えば、悩まずにすんだだけ、楽だったのかもしれません。

もっとも私の場合、高校で文系のコースを取っていたので、理系科目が多い大学・短大は、はなから蚊帳《かや》の外。数学と理科一科目の受験でさえ大騒ぎでしたから、専門学校でもよく入れたという感じだったんですよ。ですから、今受験したとしても、結局専門学校だったろうな、とは思っていますけどね。

それでは、看護専門学校と看護短大・看護大学の内容的な違いはどんなものか、考えてみましょう。

一般的に今の看護界では、両者の違いについて、こんなことが言われています。

「看護学を教えるのが短大・大学、看護婦の職業訓練を行なうのが看護専門学校」

「大学は勉強の仕方を教えるところだから、看護大学を出た看護婦は、あとで伸びる。看護専門学校卒の看護婦は、即戦力にはなるが、あとから伸びない」

内容は違っても、ここに流れているのは、看護専門学校＝経験重視、看護短大・大学＝理論重視という図式。でも、これは大学関係者の言葉だけに、専門学校へのかなりの偏見が含まれていると言わなければなりません。

たしかに看護専門学校は実習が多く、三年間のうちの半分は、実習だった気がします。看護学校時代、私はそのカリキュラムの過密さに、泣かされつづけていました。

今は、看護専門学校もだいぶゆとりが重んじられるようになり、土曜は休みだし、多少実習も減ったよう。それでも、短大・大学に比べれば、看護専門学校のほうが、実習中心ということは今も言えるでしょう。

だからといって私は、実習で実技ばかりをやらされていたわけではありません。むしろ実習中は、あとから実習を振り返って書く記録の負担のほうが、はるかに大きかった。あの過程で私たちは、実践での考え方、学び方を学んだのだと思います。

実習が多いこと＝技術重視、座学が多いこと＝理論重視というのは、あまりに表面的な見方です。看護は実践の科学、とはよく言われることなのですが、やはり身体《からだ》を動かして学ぶことは、捨てたもんじゃない。

こう言うと、やれ経験主義的だ、科学的でないと言われてしまうのが、な〜んか妙。べつに身体だけ動かしていればいい、と言っているわけでなし。理論だけじゃなく経験も必要だ、と言いたいだけなのに——。

私から見ると、看護専門学校も、短大・大学も、実習の多い少ない以外、教育の質的にはそれほど決定的な違いはないように見えます。看護専門学校は、言われているほど技術偏重じゃないし、大学だって、それほど極端に理論偏重ではありません。いつだって現実は、外から言われているほど極端ではないものです。

少なくとも、今の段階で短大・大学のほうが、すべての専門学校より質的にすぐれた教育をしている、と言いきる根拠を、私は手もとに持ちません。

ただし、これはあくまで質的な面であって、量的な面については、短大・大学と、専門学校では、大きな違いが出てきます。

設置基準がしっかりしており、公的な補助金が受け取れる分、設備、教員の数などでは、専門学校は短大・大学にかないません。

私が出た看護学校は、学生が一学年四十名に、専任教員は全体で六名。まさに教員が持ち出しで、身を削って教育してくださった、という感じです。

ぶちまけた話、看護学校では教員が足りない分、教員の質による当たり外れが出やすいと言えます。専門学校に進む場合は、学校ごとの差が大きいことを頭に入れて、情報を足で稼ぐ必要があります。

短大・大学のほうが良くも悪くも標準化される分、当たり外れは少なくなるはず。設備・教員の量的な充実が望めることを考えると、今後めざす方向性としては、やはり短大・大学だろうということは、私も認めるところです。

〝量じゃない、質だ〟といくら言ったところで、質が同じなら、量の多いほうにはかないませんから。ただ、この世にはその一方で、〝量の増加は質の低下につながる〟という真理があることも事実。

そうした状況にならないよう、短大・大学と専門学校が、お互いにいいところを取り込むべく、もっと情報交換すればいいのに、と思うんですけどね。

いろいろごちゃごちゃとお話しして、かえって頭が混乱してしまった方もおられるでしょう。

しかし、今、看護教育がそのコースの多さから、かなりの混乱をきたしているのは事実であって、そのことをまるで知らずに手近な情報だけで進路を選んでは、きっとあとで後悔することになるでしょう。どのコースを選ぶかは、こうした情報から、あなた自身が納得のいく道を選んでもらいたいと思います。

ただし、そうは言っても、一番望んだコースに進めるかどうかは、実力と運もかかわることですから。いわゆる偏差値で見れば、看護大学―看護短大―レギュラーコースの看護専門学校―准看学校の順になっていることは厳然たる事実であり、そのなかで自分がかろうじてひっかかったところに入る、というのが現実だろうと思います。

そして、なおかつ、そのどこに行くかで選べない道もできてしまうとなれば、やはり自分の落ち着いた場所で、それなりの意義を見つけ、かつキャリアアップをめざすのは自然なこと。

ありのままの自分を受け入れられるのが、心の健康には一番いいのでしょうが、人間、コンプレックスもあれば、野心もある。そんな自分もかわいいと思いながら、楽しくやっていく道を探すしかありません。

まず、心ならずも准看学校に入ってしまった、という人であれば、とにかく早く進学コースに進みましょう。その時に、短大のなかにある進学コースを出れば、看護大学への編入の道も開けます。

また、短大に入ったけど、どうしても四年制にこだわっちゃう、という人には、編入のほか、科目等履修生として単位を足していき、学位授与機構に申請して、看護学士の学位を取る道も開かれています。

そしてレギュラーコースの専門学校を出た看護婦にも大学編入は可能になりました。ただ問題は、働きながら学べるコースがないことですね。

だからこそ、働きながら看護以外のことを学んで看護に生かす、という道があることも、つけ加えておきたいと思うのです。

私自身は、働きながら通信教育課程で武蔵野《むさしの》美術大学短期大学部グラフィックデザイン専攻と、産能大学経営情報学部を卒業しています。

どれも看護とは関係のないことですし、特に大卒という肩書きにこだわったわけでもないんですけど、大学を出ていなかったおかげで、大学でもう一回学ぼうという気持ちになったのですから、人生なにがきっかけになるかわからないもの。

専門学校でみっちり看護について学び、その後は趣味で大学に行くっていうのもまた、大学至上主義に流れがちな今の看護界にあっては、貴重な流れなんじゃないかとさえ思います。

また、専門学校には、本当に看護婦になりたい学生が集まってきます。これは、看護短大・大学とはまた違った部分。時にしんどくなる看護婦への道を進むに際しては、お互いの励まし合いは欠かせませんから、特に看護専門学校のメリットとして、あげておきたいところです。

本当の勝負は、看護婦資格を取り、職場に出てからです。このコースに来たから自分はここまで、と思わずに、進みたい道・なりたい自分を、どこまでも気長に求めていくのがいいんじゃないでしょうか。

実は医療って文系の分野――数学の苦手なあなたのために

「数学ができないのですが、看護婦になれるでしょうか」

これは、非常によくいただく質問です。

数学がはたして看護に必要かは、あとのほうでお話しするとして、まずは文系に著しく得意科目の偏った私が、どのようにして数学の〝難関〟を突破したかについてお話ししようと思います。

一年の前期で大学生活にピリオドを打った時から、私の看護学校受験の準備は始まりました。

専門学校というと、大学よりやさしいと考える人もいるでしょうが、なにしろ高校時代でさえまともに数学や理科をやっていなかった私にしてみれば、理系の試験科目があるというだけで、大騒動だったんです。

根っから文系の私ども、高校一年の二学期あたりまでは、数学Ⅰと、生物、化学はそれなりに勉強していました。

これは国立大学を受ける際の共通一次試験に備えてのものでしたが、特に化学はまるでわからず、早々に国立の受験は断念。それ以後は、もう国語、英語、日本史しか真面目《まじめ》に勉強しなくなったので、理系の勉強は一年の二学期の途中までしかやってないようなもんだったんです。

いくら進路別にコースが分かれるとはいっても、二年生までは同じカリキュラム。文系だって物理や数学ⅡBまでは履修する義務はありましたから、授業に出てはいたんですが、受験に関係ないとなれば、それなりにお目こぼしがあるのが、受験校のいいところ。

赤点にならないぎりぎりの点数を取れるよう、試験問題をほのめかしてもらえたおかげで、とにかく数学・理科にはまるでエネルギーをかけることなく、高校生活を終えてしまったのでした。

あのころは、理系の勉強なんて自分にとって無意味だと思っていましたから、そうした学校のやり方が、本当にありがたかった。でも、今にして思うと、たかだか十八歳で、自分に必要なもの・不必要なものを選び分けることなんてできないんじゃないか、と問題も感じるようになりました。

実際、私の場合は、完全文系からどちらかといえば理系へと、方向が変わったわけです。数学・理科をやらなかった分、その時間を有効に使ったという自負はありながらも、やはり目先のことしか考えていなかったな、という反省も残りました。

いずれにしても、私が受験する学校は、すべて数学と理科一科目が試験科目にあったので、もうがんばるしかないと、必死の受験勉強が始まりました。

大学に中退届けを出したその足で新宿の紀伊國屋《きのくにや》書店に行き、数学と生物、英語の問題集を購入。その日からすぐに勉強する気にはなりませんでしたが、自分に対する決意として、問題集を買ったのでした。

ところで、私のように、他の学校や仕事を経て看護婦を志す人が増えている今、どのように受験勉強をするかは、大きな問題です。

私がなんとか苦手な数学・理科の試験をパスできたのも、ひとえに受験勉強のおかげ。でも、この受験勉強をするってこと自体、かなりの難問だったのです。

実際、受験勉強って、いったんそこから離れてしまうと、それを習慣づけるところから、スタートしなければなりません。

ましてや、私のように、あまりにも気ままなフリーター兼大学生なんて経験しちゃうと、机に向かって座ってるだけでも、お尻がむずがゆくなってしまいます。で、私がどうしたかというと、初めのうちはとにかく、毎日決まった時間だけ、自室にこもっていればよしとしました。

さあ勉強と思うと、他のどうでもいいことをしたくなるのは私も同様で、最初は本当に、部屋にいるだけ。やれ机の片づけだ、本の片づけだとやっているうちに、積《つ》ん読《どく》の本を読み狂ったり、昔の日記に頰《ほほ》染《そ》めながら釘《くぎ》づけになったりで、ようやく勉強が手につくまでに、一カ月以上かかりました。

私が勉強の時間として設定したのは、午前の九時から十二時と、午後の一時から四時。アルバイトもやっていたので、午前だけ、午後だけになることもありましたが、そのいずれかの時間は、集中して勉強しました。

この時間設定も、宵っぱりの朝寝坊パターンになりきっていた私には、つらかった。でも、時間を有効に使うことを考えれば、やはり朝は早めに起きるに限ります。

私の場合、昼過ぎに起きたら、エンジンがかかるのは、夕方近く。そこからいくら夜遅くまでがんばっても、翌日はまたさらに起きるのが遅くなっていきますから、結局頭が冴《さ》えてる時間は短いんですよね。

だから、基本はやっぱり、規則正しくコツコツと。その日その日によって気持ちがのるのらないはあるにしても、のった日は翌日に響かない限界までがんばり、のらない日もそこそこがんばる、とムラなく時間を使うのが、結局得なようです。

もちろん、お子さんがいたり、定職についていたりすれば、このように理想的にはいかないでしょうが……。

ただ、学習に専念できない条件があればあるほど、まとまった時間で一夜漬けは難しい。あいている時間を見つけて、コツコツやっていくことが、ますます大事になると思います。


次に、具体的な勉強法についてですが、問題集を買っても、それを一冊仕上げるのは、なかなかたいへんなことです。

私も含めて、外の世界を知ってしまった受験生は、高三や浪人生といった受験専業の人のようには、勉強だけに賭《か》けられないものです。これは、その人の時間的余裕のあるなしの問題ではなく、受験の世界の小ささを知ってしまうゆえ。

もし、外の世界を知ってもなお受験勉強だけに人生を賭けられるという人がいれば、その人はよほど大学へ行くという目的意識が強いか、さもなければ大人になれない人だとさえ思います。

ですから、〝大人になってから〟看護婦を志す多くの人は、ある意味では片手間の勉強で、試験の突破をめざすことになります。

それでも、自信を持って試験に臨むためには、十分勉強した、という確信がなければ始まらない。その際、問題集を何冊仕上げたかは、たしかな拠《よ》り所となりますから、分厚いのを途中でやめるよりは、薄いのを何冊か仕上げることをお勧めします。

また、〝まんべんなく勉強したから、どこから出題されても大丈夫〟と落ち着いていられるためには、とにかく出題範囲のすべてを、ざっとさらうことが大切。

その方法としては、問題集は一章から順に解いていくのではなく、一章の一問目が終わったら、二章の一問目、というように、広く浅くから始めて、全体をまんべんなく深めていく方向が大切だと思います。

これなら、万が一、途中でタイムリミットが来ても、〝全体をざっとはやってみた〟という自信が持てるでしょう。

もちろん、志望校の過去の問題を調べて、明らかにヤマを張れるなら、そこに注力するのも手ではありますが……。

万が一外れた場合も考えて、それなりに全体をフォローしておくのは、やはり大切なことだと思います。

ただ、私自身は、うっかり手を抜いたところから問題が出て、慌てまくった経験があります。実際私が学んだ東京厚生年金看護専門学校では、数学にベクトルの問題が出たんですよね。あの時、なぜか私は、ベクトルだけ勉強してなくて、冷や汗をかきました。

遠い昔に小熊《こぐま》のような数学教師がこんなこと言ってたかなぁ、と記憶をたどって解答し、なんとかクリアしましたが……。本当に、やっていないことが出ることほど、心臓に悪いことはありません。

私の場合は完璧《かんぺき》なポカでしたが、どの科目にせよ、高校を出てからブランクがあれば、学習範囲や区分自体が、変わっていることもありえます。そのあたり、十分調査し、必要なら問い合わせて、学習範囲を誤らないことも、大切です。

また、高校時代の理系の成績は、私の場合、受かった学校については不利になっていなかったようです。物理と数学は、五段階で二でしたが、それでも大丈夫だったんですから。高校の調査書の理系の成績が悪いと不安になっている人がいれば、それは必ずしも気にしなくていいのでは？　と思います。

筆記試験と、面接、調査書を見てどのように総合的な判断を下すかは、学校によって大きく違うようです。不安ならば、数多くの学校を受けてみれば、いい結果が出るのではないでしょうか。

では、はたして数学ができることは、看護婦になるうえで重要なことなのでしょうか。

私の実感としては、基礎的な計算力があれば、ＯＫ。高校レベルの数学なんて、看護婦として働くうえでは、別段必要ないものと考えます。

ただし、私自身は、役に立つ立たないということとは別に、最近、数学を勉強しようと思いたち、趣味的に勉強しています。なにしろ根っからの文系なので、これが遅々として進まないのですが、趣味として数学を学び始めてみると、物事を論理的にとらえる訓練としては、なかなか素敵なものだと感じられます。

だからといって、別に数学を学ばないから非論理的というわけではありません。数学はできても、日常的には理屈の通らない奴《やつ》なんて、山ほどいる。あくまで、論理性を磨くひとつの方法である、ということにすぎないわけです。

また、なにしろできて無駄ということはないから、その意味では、数学だって、できないよりはできたほうがいい。しかし、看護婦にとって数学のできるできないが、のちの学習に大きく影響するとは、とても思えません。

さらに言えば、数学なんて、別に医者にだってハイレベルな知識は必要ない気さえします。

医学部が理系の最高峰という考え方は、薄れつつもまだ根強いので、数学ができる人が医学部に入っているのが現実ではありますが、試験科目にあることと、あとあとその知識がどの程度必要かということは、必ずしも一致していません。

少なくとも、〝芸大の油絵科で勉強するためにはデッサン力が必要だから、デッサンの試験を課す〟に匹敵するほどの根拠は、数学と医学の関係にはありません。数学それ自体が素養として求められるという意味では、工学部・理学部のほうが、よっぽど問題になるでしょう。

ちなみに、理系の領域って、文系から見るとどれも同じに見えますが、実は、工学部、理学部のふたつでもけっこう違っています。

私も、工学部出身の夫と結婚して初めてわかったんですけど、工学部はより具体的になにかを作り出す分、現実的な人が多い。これに対して理学部は、抽象的かつ観念的な人が多い印象があります。

なかでも、理学部数学科にいたっては、もう完全に哲学者の世界ですね。文系に照らしてみると、工学部→社会科学系、理学部→人文科学系って感じで対応しそう。

理系・文系とひと言で言っても、これがなかなか深いものなんです。

理系・文系の区別を突きつめていくと、医師、看護婦などの医療職が、理系の仕事と考えられていること自体、疑わしい気持ちになってきます。

医師にしろ看護婦にしろ、高校時代に学んだことで直接役立つものといえば、生物と現代国語くらいですね。実際の業務においては人にわかるように話すとか、わかりやすく記録するといった、文系のものとされる技術がより問われる場面が多いのです。

その意味では、試験科目に関連して言うなら、数学以上に、国語力のほうが、問われてしかるべきだという気がします。

理系と文系がどこまで根本的に違っているかは、人によって考え方が違ってくるでしょう。ただ、私が理系の人を見て感じるのは、関心の方向性が、マニアックになりやすいこと。周囲への影響にはおかまいなしに原爆作っちゃう、みたいなパワーって、よくも悪くも理系のパワーの本質だという気がするのです。

インフォームド・コンセントの時代は、わかりやすい医療が求められる時代でもあります。文系の人間が医療現場に入り込み、マニアックでない医療を展開することが、ますます重要になっていくでしょう。

実際、文系の人でも入りやすい試験科目の医大ができているとの話も聞きますし、看護学校のなかにも、数学が試験科目にないところも出てきています。

問題は、数学が苦手＝文系、ではないことですが、なにがなんでも数学ができないと、という価値観から脱却する意味では、よい流れと言えるでしょう。

看護婦をめざす皆さんの基本は、まず国語力です。ものを考え、表現することに慣れておくことが、山のような記録類を楽しむために必須《ひっす》です。

その意味では、数学にこだわって、そこで止《とど》まっている時間はないのです。

スーパーレディでなくても看護婦になれる
——いろいろ選べる働き方

夜勤もこなす看護婦は、並外れた体力が必要——。

これは多くの人が持っている認識です。そして、事実、看護婦の仕事は、座っていることの多い事務職よりは体力が必要だと思いますし、少なくとも、体力があったほうが、プラスαの生活を楽しめる分、絶対得。

しかし、これは、なんの仕事に就くにしても同じことが言えるわけで、体力が弱いほうが得なんてことは、働くうえではまるでない気がします。

ただ、もし〝体力に自信がない〟という理由だけで看護婦をめざすのをためらう人がいるとすれば、それは淋しいことです。実際には、働く場所によっても、体力の必要な度合はかなり違ってきますし、働くなかで体力がついてくることも、しばしばあるのですから。

〝体力に自信がない〟という理由だけで、あきらめる必要はないと思います。

もちろん、私のまわりにも、

「身体が疲れて、看護婦として働くだけの毎日で終わってしまう」

と、体力的な限界を口にして辞めていった看護婦は少なからずいました。

ただ、彼女たちにとって一番の問題は、仕事が体力的にきつい、ということそれ自体ではなく、生活に仕事以外のプラスαがなくなってしまうことだったという事実は、注目に値します。


仕事のきつさそれ自体は、社会人になれば、その気持ちの張りから、一日一日の単位では、なんとか乗り越えられるものです。ましてや、基本的に真面目な人間が集まってくる看護婦の世界では、ポカ休（突然休むこと）する人間は、ほんのひと握り。

だからこそ、〝疲れて出勤できないから辞める〟という形ではなく、〝仕事だけの毎日で、気持ちが続かないから辞める〟というところまで、自分が追いつめられてしまうのでしょう。


つまり、体力に自信がない人が看護婦になった場合、真っ先に出てくる問題は、気分転換にかける体力が残らない、ということ。看護婦の仕事中心に、体力を温存する生活でうまくストレスの解消が図れるならば、必要な体力はぐっと抑えられるでしょう。

気分転換をどのような形でするかは、人によって違います。多くの人は気分転換のかわりに多少の不健康をやらかすものでしょうが、人によっては、身体に優しい形で気分転換を図れる人もいます。

私自身は、看護婦としての生活以外に、いろんな生活を持っていないとやっていけませんが、これはあくまでもひとつのやり方。休日は看護関係の講演を聴きに行ってリフレッシュする、なんて人がいるかと思えば、ただごろごろ寝てるのが至福の時、って人もいて、気分転換は、本当に人さまざまにノウハウがあるもの。

このように、看護婦の仕事がどれだけ体力を要するかは、本人がどのような生活を求めるかというライフスタイルのありようにもかかってきます。

あなたがもし、看護婦をしながらトライアスロンもしたい、となれば、そりゃあ並外れた体力が必要でしょうが……。

そうでないなら、並の体力があればできますし、もしトライアスロンがやりたいならば、身体を鍛えることです。

また、初めにも触れましたが、看護婦の仕事とひと口に言っても、必要とされる体力は、職場によってもかなり違うんです。

実は、この本にとりかかっている最中、私は初めての病棟の異動を経験。まる九年勤めた内科病棟を離れて、神経科（精神神経科）の病棟に移ることになりました。

神経科というのは、わかりやすく言うならば、精神科のなかの、比較的軽症な人をみる科。精神分裂病や、躁《そう》うつ病、神経症や拒食の患者さんなどが入院しています。

ちなみに、この本の第一章はすべて内科の時代に書いたもの。新しい病棟での体験はまだまだ少ないこともあって、つけ加えることはしませんでした。

科が違えば、患者層の違いから、多少看護も違うだろうと予想してはいたものの、異動したその日にまず驚いたのは、内科に比べて体力勝負の仕事ではないことでした。

患者さんはほとんどが自分で動ける患者さん。うつ状態のせいでお風呂は介助でないと入れない、という患者さんはいるにしても、立ったり歩いたり、という動き自体は自立していますから、寝たきりの人の入浴ほどには、やはり体力は使いません。

ただし、体力を使わないということと、仕事が楽だということは、また別の話です。内科の時に比べると、夜勤は二人ですし、日勤も平日で四人がやっと。事務員もいない分、どうしても事務的な仕事に看護婦が追われ、これがばかにならない仕事量なのです。

こんななかで、内科でよくいた痴呆《ちほう》で寝たきり、というような患者さんがひとりでも入ったら、もうどうにもならないと思いますが――。時にはそのような患者さんも入ると聞き、ちょっとおののいています。

また、〝待ってください〟と言って待ってくださる患者さんは少ないので、こなすべき仕事はいつも中断されてばかり。さらに、落ち着いた雰囲気を保つことと、患者さんの話を十分に聞くことが、神経科病棟には欠かせない援助ですから、看護婦の自制心もかなり求められますし、時間どおりにすっきり仕事は終わりません。

人生体力勝負、の宮子には、かなりの忍耐を要する職場――けっして楽ではない職場であることが、わかっていただけますよね。

この神経科の仕事自体については、もう少し働いてみてからまた機会を改めてお話しするとして、ここでは、同じ病院の中でも、かなり必要とされる体力は違ってくる、ということを知っていただければ十分です。

ただし、同じ科でも、病院が変わればまるでその状況は違うでしょう。内科に比べて神経科のほうが体力を使わない、と一般化はできません。

このように、職場によって差があるものの、ひとつひとつの仕事で言えば、看護婦は必ずしも、けた外れの体力がなくてもできる仕事です。

ただ、看護婦には夜勤と、それに伴う不規則な生活がつきものであるために、やはり昼間だけ働く職種よりは、体力を求められることは事実のようです。

〝事実のようです〟などと曖昧《あいまい》な言い方をしてしまうのは、私自身は夜勤が苦にならず、むしろ日勤が続くことにおびえる看護婦だから。

私が夜勤を好む理由は、詳しくは『看護婦だからできること』に書かれているのでご参照いただければと思いますが、まとめてあげると、

1 日中の時間が有効に使える
2 患者さんとゆっくりかかわれる
3 責任を担える満足感がある
4 夜勤手当がついて、給料が上がる

などの理由からです。また、やらなければいけないことが山ほどあるのは、やはり平日の日勤なので、これが続くことが一番、つらいわけです。

これはけっして少数意見ではなく、看護婦のなかでは、けっこう多数を占める意見です。

しかし、なかには、年月とともに夜勤がつらくなった、という話も聞きますし、初めから夜起きているのがどうしてもダメ、という人もいるでしょう。また、結婚や子育て・親の介護などさまざまな問題から、夜勤が不可能になる看護婦もいると思います。

こんな場合には、単に夜勤のメリットをお話しするだけでは、情報としては不十分かもしれませんので、夜勤をしなくても働く道があることも、お話ししようと思います。

日勤専門にしたいと思う看護婦がまず考えるのは、入院患者を取らない小さな診療所や、企業の健康管理部のようなところでしょう。

しかし、一般の病院勤めでも、日勤専門の看護婦になることは、必ずしも不可能ではありません。外来がその主な配属先ですが、その他透析室や、最近増えてきた訪問看護部門なども、日勤専門のところが多いようです。

さらに、病棟でも、日勤専門の看護婦をおいているところがあります。このあたりは、病院によって違うので、普通の病院は三交代でなければ働けない、と決めつけたものでもないんです。

また、教育や研究に興味のある人ならば、看護学校の教員になる道もあります。これに関しては、臨床経験も必要ですし、〝夜勤がいや〟という単純な理由でなってもらいたくない仕事なので、夜勤とのからみでお勧めはできませんが――。

しかし、看護婦という仕事にもさまざまな分野があるということは、あらかじめ知っておいて損はないでしょう。

ただし、ここで問題なのは、診療所にしろ、病院の外来にしろ、訪問看護部にせよ、全くの新人から配属されることはまれであるということです。

特に訪問看護は、看護婦の力量を生かせる職域であり、希望者も多数います。しかし、看護婦自身が自分の判断で動けるからこそ、病棟勤務の経験が豊富な人材を求める傾向があるので、新人がいきなりできる仕事ではないのも事実なんです。

さらに、かなり熟練した看護婦でも、訪問看護をやっている病院に転職したが、なかなか席が空かず、これまでと同じ病棟の三交代をしている、という例もたくさんあり、このあたりの厳しい現実も、知っておいて損はありません。

さらに言えば、日勤専門での病棟勤務も、たとえば子どもが手のかかるあいだだけ、といった一時的な勤務の場合が多いようですし、長年勤めた人にある種の特権として認められるケース、と考えたほうがいいかもしれません。少なくとも、私の勤める病院では、こうした形になっています。

新人が就職する場合に、初めから、

「夜勤はしたくありません」

と、言ってしまっては、決まる就職も決まらないということになりかねません。若いうちの三交代勤務を避けるのは、たしかに至難の業《わざ》と言えましょう。

しかし、初めはつらくても、九割の人は身体がそれなりに順応するのが、夜勤でもあります。少なくとも若いうちは食わず嫌いをせず、三交代にチャレンジしたらどうでしょうか。

かけがえのない体験と自信が、そこから生まれると思います。そしてその先には、夜勤をしない働き方の可能性も、出てくるのです。


体力のこととあわせて寄せられる悩みが、身体的な障害についてです。

「事故で、左の指の動きが少しおかしいのですが、看護婦になれるでしょうか」

「右耳の聞こえが少し悪いのですが、看護学校に入れるでしょうか」

といったお便りも、私のもとに毎年何通か寄せられます。

結論から言えば、見る、聞く、話す、歩く、などのコミュニケーションと、日常生活上の動作が不自由なく行なえるならば、看護婦として働くのに特に不自由はないでしょう。看護婦の資格を取るうえでも、ひっかかることはありません。

ただ、学校によっては、両眼それぞれの視力についての最低線を決めているところもありますし、果ては身長、体重の下限を設けているところもあります。

これもすべて看護婦の激務に耐えうるように、と設定された基準なのでしょうが、完全無欠の健康優良児でなくても、それなりにやっていける仕事だと思うんですけどね。

実際、在学中や在職中にけがや病気で身体に軽い障害が残り、それを乗り越えながら働いている看護婦もいます。

それこそ、配属先に少し配慮してもらえば、軽い歩行障害程度なら、十分働いていけます。

しかし、現実には、初めからそうした制約のついた人を採りたくないというのが、学校や病院の本音ではあります。したがって、身体的にハンディがある人は、なるべく身体的条件の緩い学校を受験し、聞かれないことはこちらから言わない、という開き直りも必要だと思います。

この場合、いざ入学し、ハンディが表面化した際、

「なぜ入学する時に言わなかったの」

と、嫌味のひとつも言われるかもしれませんが、それはもう、

「言ったら入れてもらえないと思ったものですから」

と、にっこり笑って答えて、可。聞かれないことについて話さないのはうそではないんですから、このあたりは堂々としてしまいましょう。

いざ入ってしまえば、きちんと学業をこなしている限り、まず学校をクビになることはありません。また、就職してしまえば、労働者の権利はそれなりに守られますから、ハンディを負ったことを理屈に即クビ、はありえません。

要はもぐりこむまでの苦労、なんです。ただし、やはり患者さんの命を預かる仕事であ

ること、身体を動かす仕事であることは事実ですから、それに支障がないかどうかは、自分でシビアに考えましょう。

時には、やはり方向転換するという勇気も、必要だとは思います。

ただ、私自身について言えば、右目が先天性白内障のためほとんど視力が出ず、入学にあたってはかなり苦労しました。

視力については、身体検査でわかってしまいますから、隠しようがない。左目は裸眼で一・五以上見えるから、全く見るのに不自由はないんですが、やはり最初から受験もさせてもらえない学校も多く、かなりの不安を抱えての受験になりました。

また、受験はさせてもらえても、身体的な条件を多く課すところは不利と考えて、なるべく条件の少ない学校を選ぶようにしました。おかげで看護学校に入ることができ、ほっと胸をなでおろした次第です。

実際、片方の目が見えなくても、そのせいでなにかできない、ということは全くありません。特に生まれつきのハンディについては、自分なりに、もうそれをカバーする手だては身についてますから、はたで思うほどたいへんなことじゃないんですよね。

さらに話を深めると、私は、看護婦は体力勝負、が常識になっていること自体、けっして喜ばしいことではないと思っているんです。

もちろん、三交代であるとか、人の命を預かるプレッシャーであるとか、看護婦が他の仕事に比べて〝たいへん〟なことは、今後も変わらないでしょう。しかし、看護婦の数が最小限に押さえられるなかで、看護婦の仕事が、必要以上に体力を要求される仕事になってしまっている現実も、やはり問題視していく必要があると思います。

私がそれを強く感じるようになったのは、人一倍健康に恵まれた者だけが看護婦になっていることへの、ある種の不安からです。

もちろん、物事すべて体験しないとわからない、というのでは、人間やってる甲斐《かい》がないし、また、立場が変われればいくら体験をしていても、言うこと・やることは変わってしまいがちなもの。

それでも、実際、自分が病気をして初めて患者さんの気持ちがわかった、という医療者は少なくありません。

一度も病気をしたことがない、というような人が、はたして病む人の気持ちを理解できるのかと悩んでは、〝でも病む人とかかわるのはエネルギーがいることだから、健康でないとできないなあ〟と思い返したり。

さらにそこで、交代勤務で欠勤をくり返されたら、あまりにつらい、という現実が加わると、やはり健康な人でないと看護婦をやるのがたいへんだろうな、とは思ってみるんですが——。

それでも理想を言えば、本当は健康のレベルについても、もう少しいろんな看護婦がいてもいいのかもしれません。

また、看護婦も生身で、病気で休むこともあるさ、という前提が勤務に組み込まれれば、もっともっと働きやすい状況も生まれるでしょう。

健康な人がもっと楽に働くためにも、〝無理のきかない〟人でも看護婦になれる状況が必要なんじゃないか——。そしてそのほうが、きっと患者さんも居心地のいい場所を作れるんじゃないか——。

完全主義のガンバリズムって、まわりも疲れるでしょう？

これからは、多少なよなよした人でも看護婦になって休み休み働ける、そんな状況を作っていけたらと思うんです。こんなの、まだまだ先の話ではあるんでしょうけどね。

これまで元気、元気でやってきた宮子も、三十三歳になって、そんなことも考えるようになりました。所詮《しょせん》、自分が楽に働きたいってだけのことかもしれませんけど——。

真面目で異常にがんばっちゃう看護婦が多い現状では、こういう奴もいなくっちゃと、密《ひそ》かに思っているんです。

体力に自信がない人も、それだけであきらめることはありません。あなたが働けないこの世界のほうが、やっぱりちょっと病んでいるんですから。責任感さえきちんとあれば、きっと道は開けます。

看護学校入試は一勝一敗――私の面接トホホ話

看護学校に入ると決めて大学を辞めたものの、入試科目や受験の条件などを具体的に調べたのは、大学に退学届けを出したあとでした。

当時は、今より看護学校関係の情報は少なく、目星をつけた学校に直接あたるよりほかに詳しい情報は入りません。

秋になってからは、二五〇ccのオートバイにまたがって、都内の看護学校をまわっては、入学案内をもらいがてら、情報を集める日々が続きました。あらかじめ電話や学校ガイドで視力や年齢についての条件が緩やかなところを選んではみたものの、実際のところは直接聞いてみないとわからないと考えたからです。

私が直接足を運んだのは、東京厚生年金看護専門学校のほか、社会保険中央病院、東京警察病院、国立東京第二病院、国立大蔵病院の各付属の看護専門学校でした。

実際行って話を聞いてみると、募集要項での年齢制限は緩やかなものの、実際は高卒一年後までの学生しか入学させていなかったり、右目の視力が悪いことで、難色を示されたり。やはり、実際のところは聞いてみないとわからないものだと、認識を新たにした次第です。

また、門前払いを食わされないものの、実際学校を見てみると、どうにも入る気が起きない、という学校もありました。

老朽化した校舎の、一階が教室、二階より上が寮、という学校では、もう二十四時間学校の中にいるよう……。そのころは、大学中退でもめた親のもとにはいられないからと、寮に入る気持ちだったので、寮の様子も、学校選びの大きなファクターだったんです。

できれば、学校と寮とは少し離れていて、オンとオフの区別はつけられるのがいい。全寮制、という学校は、寮生活を教育の一環として考えている分、きっと締めつけが厳しいに違いない。あくまで学生の宿舎という位置づけの、希望入寮のところのほうが、いやすいに違いない……。

そして、寮のことまで考え合わせて私が受験したのは、東京厚生年金看護専門学校、国立大蔵病院付属の看護学校、それから都立の看護学校の三校でした。

年齢制限が緩やかで、実際に年長者が入学しているという点からみると、東京厚生年金と、都立が入りやすそうだった。その意味では、一年生には入寮を義務づけ、前年までは高卒後一年までしか受験資格がなかった国立大蔵病院は、厳しいと思ったのですが、当時は助産婦の資格まで取りたいと思っていたこともあって、受験を決めました。

そして、約半年の血のにじむような（？）受験勉強を経て、最初に受験したのは、国立大蔵病院付属の看護学校でした。たしか一月下旬、大雪の翌日の受験で、凍るほど寒い体育館での受験だったと記憶しています。

試験官のなかに、白衣の上に紺色のカーディガンを着た女性が何人かおり、胸の名札には、「教官」と書いてありました。ああ、もし私がここに合格したら、あの厳しそうな人たちにびしびし鍛えられるのね、と思うと、妙に心が引き締まるような気持ちがしたのが不思議でした。

定員四十人のところに、受験生が二百人以上はいたでしょうか。倍率からいえば、それほど高いほうではなかったと思います。でも、大学受験に比べて、こぢんまりとした試験だった分、このなかのだれかが落ちて、だれかが受かるんだという現実が、生々しく感じられました。

私立大学の試験では、文学部の入試だけで、大学の全学部の校舎を使ってもまだ足りず、付属の中学、高校の校舎までも使って試験をします。大学受験に際して、私は早稲田、明治、法政の文学部を受験しましたが、どの学校の試験に際しても、その受験者の多さにおののきはしたものの、数があまりに多い分、落ちる人はだれだろう、受かる人はだれだろう、という生々しい感覚は、抱《いだ》かずに終わったのです。

その意味では、看護学校の試験のほうが、その生々しさがあった分だけ、精神的にきつかった。大蔵病院が十一番、東京厚生年金が二十五番と、今でも受験番号を覚えているのは、入学への願いの強さばかりでなく、きっとそのきつさのせいもあったと思うんです。

国立大蔵病院の試験科目は、国語、英語、数学、生物の四科目。これは、他の二校も同様で、問題はすべて基礎的な力を試すもので、特に傾向と対策を踏まえた学習は、必要ないでしょう。ただ、あるレベルに達していれば差がつきにくい試験ですから、ミスをなくし、確実な答案を仕上げることが必要だと感じました。

そして、事実、このような方法で私は、国立大蔵、東京厚生年金の学科試験はいずれも合格。都立に関しては、学科試験の前に東京厚生年金への入学が決まっていたため受験しませんでしたが、合格した二校よりも極端に難しいということはないので、似たような学習をしていれば、まあ間違いはないのではないかと思います。

国立大蔵病院入り口の掲示板に張り出された一次試験の合格発表に、十一番の数字を見つけた時のうれしさといったら……。

二次試験の、適性検査と面接に、力が入ったことは言うまでもありません。

面接試験――。それは、私にとっては全く未知のものでした。

中学は公立、高校も公立で、私立は受けなかったので面接はなし。大学でも面接のない学校を受けたため、この国立大蔵病院で受ける面接が、生まれて初めての面接だったのです。

一次試験をパスし二次試験に臨んだ受験生は、おそらく百人はいなかったと思います。本番を待つあいだ、同じ志を持つ者同士、面接の練習もかねて、志望動機や将来の希望などの話に花が咲きました。

聞けば、私以外は全員が高校出たてで、ほとんどの人が遅くとも高校に入るまでには、看護婦になることを決めています。病院という世界についての知識も、私よりははるかにみんな持っていて、

「きっと、面接はソウフチョウさんが来るんだよね」

などと話していました。

なのに私はといえば、〝ソウフチョウ〟が〝総婦長〟ともぴんとこず、〝院長の上に総長

がいるのかしら〟なんて、とんちんかんなことを考えていたんです。

実際面接が始まり、白衣を着た貫禄《かんろく》のある年配女性を見て、〝ソウフチョウ＝総婦長〟なんだということは、直感的にわかりましたけどね。その女性は、まさに〝婦長の親玉〟にふさわしい面構えをしておられました。

ちなみに、面接に際して私が彼女から聞かれたことは、ひたすらお金のことだったと記憶しています。

「助産婦まで行くと、本当にお金がかかるんですよ。国立で学費が安いからといって、医学書その他でお金がかかることは覚悟してください。在学中は勉強第一でアルバイトもできませんから、たいへんなんですよ」

これに対しては、自分としては十分な資金の蓄えがあり、いざとなれば親からの援助も受けられると、口から出まかせに答えました。今ではそんなこともなくなりましたが、当時は看護学生のアルバイトは禁止、という看護学校がほとんど。それでも隠れてやっている学生が多いとの情報も得ていたので、とりあえずいいように答えておけ、というわけです。

ただ、看護学校の入学希望者に対して経済的な覚悟を尋ねるのは、この学校に限ったことではなかったよう。実際、看護婦になった友人と入試の面接の話をすると、この手の質問をされた人って、少なくないんです。

なかには、非常に高齢の校長から、開口一番、

「あんた、金は払えるのかい」

と、聞かれた経験を持っている人もいます。

ただ、これには、裏話があって、その校長である女性は元現役の看護婦。私財をなげうって看護学校を作った、ただひとりの女性なのです。

こうした背景を知ると、彼女の質問もまた、深いものがあると思いませんか？

彼女にとってその学校はまさに彼女の人生の集大成。けっして楽ではなかっただろうその経営を考えると、「あんた金払えるのかい」と、ひとりひとりに聞きたかった気持ちもわかる気がします。

実際、その面接を受けた私の友人は、その迫力に感動して、入学を決めたそうですから、出会いって本当に不思議。

私自身は、大蔵での面接でそこまで感動はしませんでしたが、それこそ、お金がかからないで勉強ができるから看護婦になる、という人が多かった時代が長かったのかなと、そんな時代の名残《なご》りを感じたのは事実です。

実は、面接に先立って、私には大きな不安がありました。

それは、大学時代の〝悪行〟の数々。

幼いころからさまざまな市民運動にかかわっていた母親の影響もあって、大学時代、私は婦人問題研究会に所属し、いろんなデモや集会に参加していました。

そうした時、学生の多くは、マスクやタオルで覆い、顔を隠すでしょう？　あれは、公安に写真を撮られて、企業や官庁にばらまかれると、就職の時に困る、っていうのが最大の理由。でも私、悪いコトするわけでもないのに、顔を隠すっていうのがすごくいやだったから、デモや集会には必ず素顔で参加。それも雰囲気を明るくするよう、できるだけ派手な格好で参加するのをモットーにしていたので、たしかにびしばし、写真は撮られてたんですよね。それもポーズつきで……。

それはそれで、私全く後悔はしていません。でも、厚生省前で数日ハンストしながら寝泊まりしたなあ、なんてことを思い出すと、厚生省管轄の国立病院に本当に入れるんだろうかと、不安が募ったのが本音。

そして、なにがあっても、運動歴をさとられまいと気を遣いすぎたのが仇《あだ》となり、思わぬ墓穴を掘ってしまったのです。

お金のことに終始した総婦長からの質問の次に、ちょっと強面《こわもて》の院長が、こう私に尋ねました。

「宮子さん。あなたは学生の時、なにか運動はなさってましたか」

この質問に、私はもう完全硬直。冷た〜い沈黙のあと、私ははっと気づいて、こう尋ねました。

「あの、運動って、ススス……スポーツのことですかっ？」

あの時の、院長、総婦長の唖然《あぜん》とした顔が、今も忘れられません。

別にそんなこと、わざわざ聞くまでもなく、院長は、単にスポーツ、の意味で運動という言葉を使ったのでしょう。でも、私にとってはやっぱり、運動＝スポーツではなく、運動＝ムーヴメント。

人間いざっていう時に、そういう身体に染みついてるものが出ちゃうってことなんですかね。

そして、私のうろたえ方を見て私の経歴に気づいたからかどうかわかりませんが、とにかく、私は大蔵の面接で見事、不合格。

学科で落ちるのもいやなものだろうけど、面接で落ちるのは、ひょっとすると、それ以上にいやかもしれない。だって、学科で落ちる分には、来年力をつけてから受ければ受かる可能性がありますが、面接で落ちたとなれば、何年受けてもダメそう。

今にして思えば、あの〝運動発言〟は私の考えすぎで、それよりも、「経済的に自立した女性になりたいからこの仕事を選んだ」という動機についてのほうが、気に入られなかったかもしれませんけどね。その当時はまだ、〝看護といえば世に奉仕〟という考え方のほうが好まれたのだということは、大蔵に合格した受験生からの情報で知りました。

そして、大蔵がダメとわかってから、東京厚生年金の試験までは、ひたすら面接のイメージトレーニング。学科は受かっていたこともあって、勉強はそれほどしませんでした。

「宮子さん。学生時代、運動はなにかなさっていましたか？」

「はい。水泳です。水泳で鍛えた身体で、世のため、人のために、ご奉仕する所存です」

この仮想問答を、どれだけくり返したことでしょう。今思い返すと、顔から火を噴きそうな台詞《せりふ》です。

そして、いよいよ東京厚生年金の面接の日。

私は、聞かれもしないうちから、自分が目的のない大学生活を心から反省し、いかに看護の道への意欲に燃えているか、早々に独演会を開いてしまったのです。

総婦長、院長がここにいるということは、この人たちのお眼鏡《めがね》にかなえば、入学はおろか、就職だって決まるんだ！　そう思うと、一度は〝大学出ても無職〟の恐怖におののいた身としては、異常なまでに力がこもってしまうのでした。

おそらく私、ひとりで約二十分、しゃべりまくったのではないでしょうか。それはそれで、とてもはた迷惑な話だっただろうし、あの思い込みの強さって、マイナスに評価されても仕方がなかったところだと思います。

しかし、今度は、万歳！　合格でした。

東京厚生年金看護専門学校に掲げられた合格発表の模造紙に、二十五番という番号を見つけた時のうれしさといったら……。

ああ、私はお勤め人になれる切符を手に入れたのだ。ああ、採っていただいてありがたい。ずっとここでお世話になろう。

まさにそんな思いでした。

そして、まだ入学できただけだというのに、勤続十年、三十年、そして定年と、その都度表彰を受ける自分の姿が頭に浮かび、異常なまでにテンションが上がってしまったのです。

こうして東京厚生年金への入学が決まったため、都立の看護学校は受験せずに終わりました。

年齢制限が緩く、年長の学生が多いこと。寮の規則が厳しくないことなどから、都立を第一志望にしようとも思っていたのですが、いざ、ひとつ学校が決まったら、どうでもよくなってしまったんです。

ふたつの学校の試験だけで、私はもう、燃え尽きてしまった。もう一校受ける元気は、どこにも残っていませんでした。

看護婦のなかには、数校かそれ以上の看護学校を受験した経験を持つ人もいますし、高校、大学の受験でも、十校以上受ける強者《つわもの》が必ず何人かいました。

そういう人を、昔は〝下手《へた》な鉄砲数撃ちゃ当たる、か〟って、どことなくばかにしてたところもあったんですが、今にして思うと、あの気力・体力は、それだけですごいですよね。

特に、面接のあの緊張と、思ってもいないことを言うどころか、思ってもいないことまで思ってしまう、あの追いつめられ方は、スゴイ。

今、さまざまな学校で、学科のみでなく面接も重視、って風潮がありますが、面接に臨む学生がどれだけ常軌を逸した精神状態になるかは、さっぴいて考えないとおかしなことになるでしょうね。

ただ、私の経験から言うと、あまり、こう言ったらまずいんじゃないか、あれが知れたらどうしよう、と考えすぎるのはよくないよう。人生なにごともそうですが、自分が気にしているところへと話は流れていきますから、過去はもうどうしようもないと、割りきってしまうほうがいい気がします。

ちなみに、参考のために学校名を具体的に出しましたが、これはすべて一九八三〜八四年当時の話。もう十五年以上も前のことなので、状況はかなり変わっています。

設備的なことで言えば、建て替えられている学校もありますし、人の入れ替わりもあったでしょう。私の話の内容からその学校を判断するのは、やめておいたほうがいいですよ。念のため。

看護学校の三年はすべての過去に勝る?
——〝方向転換組〟のあなたへのメッセージ

〝看護婦になりたい〟という相談のなかでも最近特に目立つのは、大学を卒業したり、しばらく子育てをしていたり、お勤めをしていたりという、〝方向転換組〟。

こうした〝方向転換組〟が増えた裏には、不況による就職難という消極的理由のほかに、やはり医療・福祉への国民的な意識の高まりがあると思います。

そう考えると、これからしばらくのあいだ、看護婦になりたいと希望する人は、増えこそすれ、大きく減ることはない気がする。たしかに、子どもの数は減ってきているかもしれませんが、他の世界からこの世界に来たいと希望する人は増えていますからね。

自分も〝方向転換組〟である私としては、これは願ってもない状況です。

違う世界を知っている人間は、いくら熱意を持って看護の仕事についても、最後のところでは〝まあこんなもんでしょう〟と客観的にとらえる傾向がありますから。

これが、投げやりに通じてはいけないのでしょうが、あまりにも堅苦しくすべてをとらえては、やはりしんどくなる。その意味では、ある程度のいい加減さは、やっぱり必要だと思うんです。

持ち前の真面目さからすべてを自分たちで引き受け、パンク寸前になりがちな看護婦気質を、少しずつ変えてくれるのではないかと期待しています。人間のやることには、すべからく、完全・完璧なんてない。そのなかでいかにベストを尽くすかが問題なんですよね。

看護の世界に入って、この世界の真面目さ、はったりのなさに居心地のよさを感じる反面、そこに窮屈さも感じる今日このごろ。

看護婦にも、もっともっといろんな個性・経歴を持った人が集まるのは、大歓迎です。そして看護の世界も、この十年ほどで、ずいぶんオープンになった気がします。

特に専門学校では、子どもの数の減少と大学・短大の増加がダブルパンチとなり、どこも学生を集めるのがそれなりにたいへんになっているんでしょう。

そんな状況では、すでになんらかの大学を出ていたり、「人生、学歴より資格だ」と割りきっていたりで、大学卒の肩書きにこだわらない〝方向転換組〟は、専門学校にとっては救いの神。社会人入試などの形で、こうした人たちを吸い上げようと、それぞれに工夫する学校が増えています。

これはおそらく、年を追って増えてくる入試の形態だと思うので、看護婦に転職を考えている方は、とにかく最新の入試情報をキャッチすべく、アンテナを高くしておきましょう。

去年まではやっていなかった学校でも、社会人入試を始めている、なんてこともあるかもしれません。

このように、看護の世界全体は〝方向転換組〟を歓迎するようになっていますが、やはり、問題は入試だけじゃありませんよね。

ある程度年齢を重ねての選択は、それ自体確信に満ちているものの、自分より若い同級生と勉強していけるだろうかという不安も大きいと思います。

私の場合、たかだか二歳の年の開きでしたが、子ども扱いされる高校生からそのまま上がってきた人と、ちょっとは大人扱いされた二年間を経て入学した自分との意識の違いは、けっこうつらいものがありました。

一番それを感じたのは、学校に対して望むものの違いです。

年下の同級生たちは、どちらかといえば学校への期待がとても大きく、教員が親身になって相談に乗ってくれることや、うるさくない程度に正しい道へ導いてくれることを、強く望んでいたように見えました。

私はといえば、ストレートできた人たちだってもうじき成人を迎える年なんだから、自分で行動したり考えたりするベースになる技術や知識さえ教えてくれれば、それでよし。そのなかで、個人的にひかれる教員がいれば、お近づきになって、プラスαのものをもらうのは自分自身の力量だと感じていました。

その見地からすると、むしろ学校は、学生に対して過干渉にさえ見えたほど。こう考えるのが正しい、こうあらねばならない、と枠をはめられることのほうが、私はよっぽど耐え難かったんです。

看護専門学校の教員は、みな看護婦として長年のキャリアを持ち、そのうえで教員になるため半年から一年の研修を受けた人たちばかり。看護についての専門教育が足りないとか、いろいろ言われることもありますが、学生が一番授業で燃えるのは、教員から臨床での体験を聞かされる時であることを思えば、専門教育云々《うんぬん》が大きな問題になっているようには思えません。

むしろ、ことは看護教育だけでなく、看護の世界全体がとらわれている〝看護婦らしさ〟の窮屈さにあるのかも。

教員はみんな、ひとりの看護婦としてその仕事を語ると、本当におもしろい人なのに、授業では〝べき〟論の枠から出られないところに、本当の問題がある気がしてなりませんでした。

それでも、私が教えていただいた教員の方々は、それぞれに個性的で、学生を大人として扱おうと、そちらのほうに気を配っている様子が見え、基本的に好感が持てました。

でも、同級生たちは、必ずしもそうではなかった。自分たちの個人的悩みを、教員のほうからすくい上げてくれることを、希望していたようなんです。悩みを聞いてほしいなら、自分のほうから持ちかければいい。それを言わずに、相手がわかってくれないことを責めるというのは、私にはとても子どもっぽいことに見えてしまったのです。

このような感じ方は、単に年齢のことばかりではなく、小さいころから、管理されることがいやだった私自身の気質に因《よ》るところだったかもしれませんが……。

私にとってサイテーなのは、教員がいつまでも学生を子ども扱いすること。秘密も、悩みも、プライドも、ささやかながら個人的な体験や価値観もある大人として扱ってもらうことが、一番大事だったのです。

大学、短大、専門学校という枠組みが変わっても、ここのところが変わらないと、看護教育は成熟しないとさえ思う。でも、看護学生に限らず、子どもが大人になりにくい世の中であることを考えれば、お子さま向けの看護教育も必要なのかもしれませんけどね。

そのあたり、教育の現場にいる人は、本当にたいへんだと思います。

しかし、いずれにしても、〝方向転換組〟の多くが悩むのは、枠組みの窮屈な看護学校での生活と、年下の同級生とのつきあいでしょう。もちろん、年齢というものは、人それぞれの取り方がある。年齢のわりに中身は大人、という人もいるでしょうし、その逆もある――。

同い年同士でも、同級生とうまくいかないと悩む人だっているのですから、すべてを年齢のせいにしてしまうのは、自意識過剰に見えかねません。

私の場合、恥ずかしながら、この自意識過剰は、かなりのものでした。

これをお話しするのは本当に恥ずかしいんですけど、私と同じ轍《てつ》を踏まないように、あえてお話しすることにします。

看護学校時代、私は、たかだか二歳しか年が違わないくせに、すべてのことを、年下の同級生よりできないといけないんだ、と勝手にプレッシャーを感じていました。

今にして思えば、これは本当に傲慢《ごうまん》なこと。こんな私を快く受け入れてくれた同級生のほうが、少なくともその部分では、ずっと大人だったと思います。

もとから不器用なのはわかっていたし、そそっかしいことも十分自覚していた。なのに、年齢差という一点と、バイトを転々とした経験から、他の人よりも自分は一段高いところからスタートしてるって気持ちになっちゃったんでしょうね。

もとからの緊張症に、さらに自意識過剰が加わって、緊張、緊張、また緊張……。できるはずのことも、まるでできなくなり、自分で自分の首を絞めてたなあ、と思います。

考えてみれば、看護学校で経験することのすべては、自分にとっては未知のこと。せいぜい、なにげないものの見方とか、人との接し方に経験が少しでも生かされればめっけものであって、基本的にはゼロからのスタートなんですよね。

いかに無為に年を重ねたとしても、年相応についてくるのが、プライド。新しい世界に乗り出す時は、やはりゼロからのスタートなんだと割りきって、〝年上なんだから〟という妙な思い込みを捨てることも大事です。

その世界では、あくまでその世界での経験がものをいう。

〝方向転換組〟は、そのことを心してこの世界に入ったほうが、結局自分も気楽にやれるんじゃないでしょうか。

ただ、これとは逆に、看護教員のなかにも、〝方向転換組〟への戸惑いはあるようで、

「大学を出ていない独身の若い教員が、大学出で、子育てもした学生にいろいろ教えるの

は荷が重い」

などという声も、ちらほら聞こえます。でも、看護という、学生にとって未知なものを教えるだけで、それは本当にすごいことなのですから、それ以外の体験にこだわらず、自信を持って教えてほしいなと思います。

ただ、この思いとは別に、教える側の体験と教えられる側の体験の問題って、実は看護教育に限らず、教育にはつきものということも再確認。

たとえば、小学校なんかで、生徒の母親が、

「うちの子のクラスの担任は、独身の女性だから、子育てもしないで私たち親の気持ちがわかるのかしら」

なんて陰口きいてるのも、広くはその範疇《はんちゅう》だし、それを広げれば、一流大学を出ていない教師が一流大学志望の学生を教えるのは無理、なんて話にもなってきますよね。

このように、いつの世にも、経験をひとつの権威としてとらえて、一番手に入れるのが困難なものを手に入れてこそ人に教える権利がある、という議論をする人がいます。でも、自分にわからないことをひとつでも教えてくれたら、素朴にその人を尊敬できる心の広さを持っているほうが、世の中って楽しいし、より多くのものを得て、実り多き人生が歩めるんじゃないかなあ。

親が、教師の資質についてあれこれ注文をつける前に、この素朴な生きる知恵を子どもに授けていたら、もっと大人は子どもとかかわりやすくなるでしょうにね。

人間だれも、一生のなかですべての選択はできないものです。結婚したら、結婚しない人生を体験するということは二度とできないわけだし、一流大学に行ったら、一流大学に行かなかったという経験は二度とできません。

それを〝した〟経験も大事なら、〝しない〟経験もまた貴重と開き直り、みんなが自信を持ったらどうでしょうか。

余談ですが、教育全般について、私はこんな感想を持っています。

そして、今改めて考えることは、看護学校以前の経験の差を埋め合わせるくらいの体験を、看護学校はできる、ということ。

看護学校の三年間、学生は実習場でそれこそ生と死にまつわるさまざまな体験をし、本当に人間的に成長します。一年生と三年生の面構えの差を見ると、その差はもう歴然。

高校生の延長の一年生に比べ、三年生は、本当に大人びて見えます。

看護学校にたどり着くまでになにをしてきたか、何歳で入学するか、なんてことにこだわるよりも、その三年間に自分がどれだけ成長するかを楽しみにしたほうが、大正解です。

さらに、年齢が上に行けば行くほど、年の差って、感じなくなるもの。

たとえば、私がこだわった二歳の年の差も、十八歳と二十歳《はたち》なら、少しあるように感じますが、これが三十三歳と三十一歳になると、もうあるかなしの差。

これが十歳の年の差になっても、三十と四十なら差も大きく感じますが、八十と九十になると、もうどっちも高齢者。たぶん、見た目の個人差のほうが大きくなって、どっちが年上か判別がつかない、なんてことも、ままあるでしょう。

年の差なんかで尻ごみせず、みんながたかだか自分の個人的体験、とそれぞれに謙虚でいれば、そんなのは学ぶうえでなんの障害にもなりません。

〝方向転換組〟の皆さん、考えすぎないのが一番です。

お金をかけずに看護婦になるには
——奨学金とバイト、ホントの話

いくら世の中全体が豊かになったとはいっても、無駄なお金は使いたくないのが人情。また、親に頼りたくない、頼れない、さまざまな思いから、なるべくお金のかからない形で看護学校を出たいと願っている人は少なくないはずです。

先ほどの面接の話でもわかるように、比較的貧しい家の子どもが看護婦をめざした時代はたしかにありました。ですから、准看護婦学校（以下、准看学校）をはじめ、働きながら学ぶ道が用意されてきたことも、看護教育のひとつの特徴だと言えるでしょう。

フルタイムで働きながら学ぶことにこだわるならば、看護学校志望者には、現在ふたつの道があります。

それは、まず准看学校。准看制度が主に開業医の要請によって存続してきた歴史から、准看の養成に熱心なのは医師会です。したがって、准看学校には医師会立が多く、病院に助手として勤めながら学ぶことを義務づけているところがほとんど。さらには、学費を勤務先が貸し付け、資格取得後は勤務を義務づけているため、これが〝お礼奉公〟として問題になっていることは、ご存じの方も多いと思います。

したがって、准看学校に入ると、働くことを義務づけられ、無理やりにでも奨学金を借りさせられ、あとの自由がきかなくなるおそれがあります。

この選択の余地のなさが、通常の奨学金と〝お礼奉公〟の決定的に違うところ。

准看学校でも、手作りの心のこもった教育をしているところはあると思いますが、こうした現実がある以上、このコースをお勧めすることはできません。

また、准看の養成が停止される日も、近い将来きそうな情勢ですから、いくら働きたいからといっても、この道はお勧めできません。

そこで、どうしてもフルタイムで働きながら学びたいんだという人に、次善の策としてお勧めするのが、定時制のレギュラーコース。ここでは、通常三年のところを四年かけて、看護専門学校卒の看護婦の資格が取れます。

ただし、これも医師会立などの学校のなかには、逆に働くことを義務づけているところがあり、なにかの時にはもめごとが起きないとも限りません。

もちろん、働きながら学びたい人のコースですから、働きながらずっとがんばれる人はいい。でも、人間って生身だから、時には具合を悪くすることもあるし、職場が合わないで辞めたくなることだってあるでしょう。

そんな時、「病院を辞めるなら、学校も辞めろ」なんて言われたらどうします？

なかにはそうした学校もあると聞きますので、情報をよ〜く仕入れましょう。

ところで、看護学校といえば、前近代的な〝お礼奉公〟というイメージを持たれること自体、私はとてもいやな気分がしています。

先にもお話ししたように、学校のなかには、病院に所属し、そこから学費を出してもらうことを義務づけているようなところもあるのは事実。

こうした病院は、結局は、卒業後お世話になった見返りとして、働かせることを目的に通学させているわけですから、〝お礼奉公〟の強要と言われても、それは仕方がありません。

ただ、こうした一部の状況を見て、看護教育は前近代的だとか、女工哀史のようだとか思われるのは、ちょっと心外。なかには、きちんとした契約のうえで支払われる奨学金というものもあるからです。

たとえば、病院付属の看護学校において、将来そこで働くことを条件に学費の援助や奨学金をもらえるシステムがあった場合、それを受けるか受けないかの自由さえあるならば、それは〝お礼奉公〟と批判されるには当たらないと、私は思っています。

こうした例は、看護学校以外の学校でも、広く見られます。たとえば医大のなかでも防衛医大、産業医大などは、それぞれ防衛庁所属の医官、産業医にならなかった場合、養成にかかった学費を一括返還することが義務づけられています。

また、医療職以外にも、教員になった場合のみ返還免除の奨学金などもありますから、看護学校の奨学金に対してだけ〝お礼奉公〟と前近代的な見方をされるのは、その見方こそが、逆に差別的だと感じざるをえません。

看護教育が公教育として認知されず、各病院で個人的に養成してきた歴史が〝お礼奉公〟体質を生んできたことはわかりますし、そうした教育の位置づけには、とても問題を感じます。

しかし、奨学金すべてを〝お礼奉公〟ととらえてしまうような混乱は、かえって看護教育のイメージを悪くしかねません。こうしたことが起こらないためにも、学校選択の際には、返還義務を含めた奨学金のシステムや、在学中の就労の義務、卒業後の就労義務について、十分理解したうえで、選んでほしいのです。

また、問題になる看護学校の学費については、学校ごとの差が大きく、なかにはほとんど学費をかけずに看護婦になることが可能な学校もあります。

私の場合、できれば働きながら勉強したいと准看学校を希望したものの、視力の条件などから、レギュラーコースに行かざるをえない状況でした。

その後聞いた准看学校の学生の話から、進んだ道が正解だったと感じはしたものの、やはり経済的な面では不安続き。大学中退に怒った親の怒りがようやく解け、親元で暮らせるようになって、やっと生活の足場ができたようなものです。

しかし、私の通っていた東京厚生年金看護専門学校は、学費自体、けっして高くはありませんでした。なにしろ、年間授業料は二万四千円（月に、ではありません。念のため）。そのうえ病院から月に三万円の奨学金をもらっていたので、親元で暮らして、いっさいぜいたくをやめれば、たとえ無収入でも、暮らしてはいけたと思います。

もちろん、看護学校のすべてがここまで安いとは限りません。

私立の病院付属だと、年に十万の単位で学費はかかるでしょうし、看護系の大学・短大は、私立の場合、理系の他の大学並に費用がかかります。

その反面、国立・公立の看護専門学校のなかには、学費がほとんどかからないところもあるので、看護婦になるためにかかるお金は、入る学校ごとにかなり差が出てきます。

このように、お金をかけずに看護婦になる道もまだ開かれています。生活費さえなんとかなるなら、フルタイムで働くことにそれほどこだわらなくてもいい場合もあるのではないでしょうか。

三年間と限られた時間ですから、少しでも無理なくやりとげられるよう、さしのべられる好意はすべて受け取って、出世払い、というのも手だと思います。

ただ、学生時代を思い返すと、いくら三万の奨学金をもらい、学費はただ同然とはいっても、その三万円は最低限の参考文献ですべて消えてしまったのが現実です。

実際、新しい勉強を始めれば、読みたい本も出てくる。私の場合、本が好きで、ただでさえ本への出費がばかにならないところに、高い医学書がそれに加わったことで、奨学金すべてを使っても、まかなえないほどでした。

さらに、いくらカリキュラムに追われる看護学生とはいっても、多少のフリータイムはあるし、少しは余計なものも買いたい。

そうなると、親に頼れぬ身であれば、バイトに精を出すしかなかったのです。

現在は、多くの看護学校で、アルバイトが許されるようになりました。これは、看護学校に取り入れられつつある〝ゆとりの教育〟のたまもの。

「内容が薄くなった」、「まだまだカリキュラムが過密でゆとりがない」と、〝ゆとりの教育〟にはさまざまな批判がありますが、基本的には、看護学校の時間的な厳しさはなんとかしてほしい、とずっと思ってきましたからね。おおっぴらにバイトに行ける余裕ができたことは、やはり喜ばしいことです。

現在、学校は週休二日。実習期間は、実習記録やレポートがハードなので、ちょっとバイトは難しいかもしれません。

でも、それ以外の講義期間なら、休日や夜間のバイトは可能だと思います。

私たちのころは、休みは日曜だけ。それでも、実習期間が入れ替わりになる別学年の人とチームを組んで、交代で飲み屋のバイトに入っている人たちもいました。この伝統は、最近まで私の出た看護学校では続いていたようです。

ちなみに私は、看護学校時代、オートバイ雑誌のライターや、絵のモデルなどのバイトで、お金を稼いでいました。

これらは、自分の空いている時期に仕事を取れるので、講義期間に集中して仕事を取ることができたんです。

しかし、建て前ではバイト禁止、したがってあくまで禁を犯してのバイトでしたから、今だから話せる話がいくつもあります。

地元の弁当屋で隠れてバイトしてたら、突然、実習病棟の看護婦が買いにきてばれたが、その人が妻子ある医者と同伴だったから、お互い目で取引が成立した、なんて逸話も某学年ではあったし。

病院近くの飲み屋で働いてたら、勤務の先生たちが入ってきて、ホールに出られなくなったとか……。

でも、それ以後、そのなかのある先生が苦笑しながら、

「あまり職場に近いところでは飲まないことにしてるの。見たくないもの目にしちゃうと、お酒がまずくなるから」

と、言っていたところをみると、きっとバイトの件は、もうバレバレだったんでしょうね。

その話を聞いて、看護教員もたいへんだなあ、としみじみ思いました。バイト禁止の建て前がなくなって、彼女たちも、職場の近くで飲めるようになった分、気楽になったかもしれません。

ほかにも、たくましくバイトをして三年間を生き抜いた友人は、まわりにたくさんいました。

なかでも忘れられないのは、他の学校に通っていた知人。土曜の夜からのひと晩、看護

助手として働き、ひと晩一万円以上の収入を得ていました。

看護学生とはいえ、無資格者に当直をさせるなんて、ちょっと怪しい病院じゃないかと思うのですが、彼女にとっては、とてもいい仕事だったらしい。ただ、事故の問題などもあるので、こうしたバイトはお勧めできませんけどね。

また、田舎《いなか》の看護学校に行っていた友人は、キャベツの採り入れのバイトをクラスじゅうでしていたとのこと。バイトにも、その土地柄があるんですね。

それこそ、一般の大学と比べれば、やることが多く、厳しい学校生活を送っている看護学生たち。でも、みんなそれなりにたくましく、自分たちなりに稼ぎ、楽しむ力も持っています。

学校さえ選べば、レギュラーコースでも、安く資格を取ることは可能だし、アルバイトもできます。

最初から経済的にレギュラーコースは無理と決めつけずに、飛び込んでみるのも手だと思います。

たとえば、ある年齢になれば、お金も大事だが、時間も大事。働きながら准看学校から進学コースへと進むのと、レギュラーコースを出るのとでは、最大二年間の差がつきます。

こうしたことを考え合わせて、学校選びをすることをお勧めします。

あせるな、大器は晩成する（?）——不器用に泣いた私の新人時代

「そそっかしい性格ですが、人の生命《いのち》を預かる仕事についても、大丈夫でしょうか？」

「不器用なんですけど、看護婦になってやっていけるでしょうか？」

こうした質問は、多くの方から寄せられています。

これは、正直なところ、私自身にも当てはまる、永遠のテーマ。とにかく手に職を、の思いからこの世界に飛び込んだ私は、自分が不器用なことは百も承知ながら、どんなに苦労をしてでもやるしかない、という気持ちでここまできました。

そもそも大学に入って職業選択について真面目に考えるなかで、私が最初に考えた資格は、看護婦ではありません。

実は私、初めはオートバイの整備士になりたかったんです。そう思ってオートバイいじりを始めたものの、あまりにも基本的なことがいつまでたってもできないので、断念した

いきさつがありました。

私ができなかった基本的なことって、いったいなんだと思います？

それはなんと〝ネジを回す〟こと。

それも、別にものすごく固いネジとか、細かいネジとか、そんなんじゃなくて、ごくごくフツーのネジをドライバーで回すことが、まるでできなかったんです。

私が締めたり開けたりしようと挑んだネジは、どれもネジ山がグジュグジュになってしまいます。そうして、二度と開かなくなったり、締まらなくなったネジを行きつけのバイク屋に持ち込む時のあの虚《むな》しさ……。

そしてついには、本当にダンディで優しいバイク屋のおやじさんからも、

「人間、やっぱり得手《えて》・不得手ってぇのがあるんだよ。バイクのことはバイク屋にまかしときな。あんたがいじると危ないから。生命乗っけて走るもんなんだから」

と、引導を渡され、あえなく挫折《ざせつ》。

私の整備士計画は、ほんのひと月ももたず、とん挫したのでした。

ただ、ここまで自分の不器用が身にしみると、なまじ〝自分でもできる仕事を探そう〟なんて考えなくなった分、気が楽だったかもしれません。

たしかにこの世の中〝器用貧乏〟などという、不器用の励みになる言葉はあるものの、

実際のところ〝不器用なほうがいい〟仕事なんて、皆無だと思うんです。

ましてや、ネジの開け締めもままならない不器用な私が、なんの苦もなく就けて、人に迷惑をかけない仕事なんて、絶対にないに決まってる。それに、どんな仕事だって、多かれ少なかれ責任はあるんだから、どの仕事に就いたって、それなりに大変なんだ——。

そう腹をくくると、もういっそどんな苦労でもしてやれ、という気持ちになりました。

バイクの整備士以後は、一時鍼灸師《しんきゅうし》も考え、最終的には、助産婦をめざして看護学校に進むことにしました。これは、やりがいを感じたからでもありましたが、それ以上に、どこでも働ける〝かたさ〟にひかれての選択だったのが、本当のところ。そして、看護学校で勉強するなかで、看護婦の仕事にひかれて、現在にいたっています。

このように、私は成り行きまかせで、ここまできたようなものです。どの仕事についていても、不思議はなかったでしょうが、その道に進んでも、不器用で苦労はしたでしょうね。

あなたも、苦労をする気さえあるなら、大丈夫ですよ。

ただ、不器用かつそそっかしくても看護婦にはなれる、とはいうものの、この世界には、器用かつ細かい性格の人が集まりやすいこともまた事実です。

とも……。

だから、不器用でそそっかしければその分、風あたりは強いし、みじめな思いをするこ

就職三年目までの私が、まさにそうでした。

内科病棟に新人として入った私には、三人の同期がいました。そしてその三人ともが、とても器用で、仕事の覚えも早かったのです。

おまけに私にとってプレッシャーだったのは、付属の看護学校の卒業生が、私ひとりだったこと。通常、外部から入った新人より、卒業生のほうが、実習で病院に慣れている分だけ、即戦力として期待されるものなんです。

にもかかわらず、私と他の三人を比べると、どう見ても他の三人のほうが仕事の覚えが早かった。それこそ、おむつ交換ひとつでも、他の新人がさっさとすませてナースステーションに戻ってくるのに、私は、長時間まさにフン闘したあげく、うんこまみれ。

また、点滴の準備ひとつでも、他の新人がスマートに行なうのに対して、私はガラスのアンプルを割るたんびに指を切って血まみれになります。

さらに、遅いうえに仕事の仕上がりも今ひとつなので、私以外の新人にばかり、先輩たちが仕事を頼むようになっていったのです。

そしてその差は、二年目に入って、急変時の処理など、グレードの高い仕事がつくよう

になると、さらに歴然。

心肺蘇生《しんぱいそせい》の介助にきびきび動いている同期を横目に、私にあてがわれるのは、いつもその他の仕事ばかりでした。

深夜、急変があると、病棟全体にその動揺が広がるのか、痴呆のお年寄りがいっせいに騒ぎだすのが常。私は急変のたびに、そうしたお年寄りのお世話をし、鳴り響くナースコールに追われていたのです。

そんなある時、やはり急変時に動きだしたお年寄りをトイレまで誘導すると、病室の入り口ごとに、似たようなお年寄りがよたよたと立っていました。みんな、不穏な気配に廊下まで歩き出してはきたものの、そこで固まってしまったパーキンソンや脳卒中のお年寄りでした。

聞けば皆さん、口々にトイレに行きたいとおっしゃいます。

私は、最終的には数人のお年寄りの手を引いて、トイレへと誘導する羽目になりました。

廊下を歩く私の耳には、医師の指示を受ける同期の、張りのある声がします。

もちろん、仕事に優劣があるわけではありませんが、やはり、お年寄りを引き連れてトイレに歩いている自分と、修羅場《しゅらば》を仕切る彼女とのあいだには、あまりに大きな溝ができているように感じました。

そして、そんなうらぶれた気持ちでいる時に限って、お年寄りの紙おむつから、うんこがはみ出て、廊下に落ちたりするんです。

「あ〜、出ちゃいましたね〜。拭《ふ》きましょうね〜」

と、努めて微笑《ほほえ》んではみたものの、自分の声が、ひどくうつろに耳に響きました。

いつか、いつか、私も急変の介助につくぞ。

その時私はそう心に決めました。


こうした状況のなかで、私は何度も気持ちがくさりそうになりました。周囲にも迷惑だろうし、この仕事はやっぱり難しかったんだろうかと、何度も考えました。

けれども、これからもし方向転換して、なにか違う仕事をするとしても、それはそれでまた同じ迷惑をかけ、同じ苦労をするんだろう、とも思ったのです。

だって、ことは私の不器用とそそっかしさがすべての元凶。そのことを理由に転職をくり返しても、事態がよくなるとは思えませんでした。

だったら、とにかくここでがんばるしかないと思い決め、私は今日まで働いてきています。

ありがたいことに、時がたつにしたがって、少しずつ仕事も覚えるようになり、四年目に入ったころから、ようやく他の三人との差がつまった気がしました。

そのきっかけは、ある時、急変時に正しい対処ができてから。看護の仕事って、りっして技術だけの問題ではないのですが、やはりある程度、場を踏んで技術に自信が出ないと、どうにも先に進まないのも事実のようです。

とにかく、私が他の同期に対して、ひけ目を持っていたのは、ひたすら技術的な面でした。技術的な問題のほかにも、看護に取り組む気持ちとか知識など、評価の対象になるものはあったのでしょうが、技術の部分にこだわっていた私は、その他のものが見える状況ではなかったのです。

異常な緊張やコンプレックスは、そそっかしさと不器用さを、さらに助長します。

小さなミスをくり返す人は、緊張が足りないと見られやすいのですが、実は緊張に弱い場合が多い気もします。なるべくプレッシャーを感じず、自分に自信を持つことで、それは多少、緩和されます。

そして、同じ仕事を長く続けていると、慣れで克服できる部分もかなり多いんですよね。慣れれば気持ちに余裕もできるし、これまではよたよたやっていたことも、自信を持ってできるようになります。

また、自分のやらかしそうな失敗の傾向もわかってきますから、そこに注意することもできる。

もちろん、基本は、とにかく確認、確認、また確認。人の名前や薬の名前、投与量など、音読してつき合わせるくらいの慎重さが望まれるのは、当然です。

そそっかしい、不器用という制約はあるなかでも、なんとかひとととおり仕事ができるようになれば、必ず道は開けます。くさらず、あせらず、じっくりひとつのことを続けていれば、きっといいことがありますよ。


じゃあ、不器用でそそっかしい人間が看護婦になる場合、なにに気をつけたらいいでしょうか。

まず、不器用でそそっかしい人間が一番してはいけないのは、自分が危ない人間だという事実を隠すことです。

仕事がそれなりにできるようになって、自分に自信を持つのは、もちろんいいことなのですが、根っこの性格までは変わっていないことを、十分自覚しておくべきです。

周囲の人から危なっかしく見られるのはたしかに情けないことですが、そう見られておいたほうが、フォローを受けられる分、大きな失敗はやらかしません。

ひょっとすると陰で、

「あの人には、何年たっても仕事を任せられない」

なんて言われることもあるかもしれない。でも、世の中でかいことをやらかすのは、〝あの人に限って〟って言われるような人だと思いませんか？

人間、失敗が全くない人なんて、実はいないものです。医療の世界は、小さなミスが許されない、と言われている割に、さまざまなミスが出て、問題になっています。でも、私が思うに、〝医療に小さなミスが許されない〟というかけ声の下で、〝本来人間にはミスがつきものだ〟という事実がタブーになっていることが、むしろ問題を生んでいる気がしてなりません。

小さな失敗、ささやかなうっかりは人間にはつきものです。それがあっても、二重三重にチェックされ、フォローできる仕組みになっていることが、大切なのではないでしょうか。

ミスをなくす個人の努力はもちろん大切ですが、それがなかなかゼロにならないことも、周知徹底する必要があります。その意味では、ミスをお互いに発見しあい、フォローしあうことは、とても大切なことだと思います。

ですから、人からミスを指摘された時、そのことに落胆するより前に、できることなら、指摘してくれた人に感謝するようでありたいものです。もちろん、その言われ方によっては、ひたすらめげるだけになってしまうこともあるでしょうが……。

最終的に、相手に感謝して気持ちを切り替えるほうが、自分の気持ちも楽になるんですよね。

また、不器用でそそっかしい人間が仕事を続けるには、周囲のフォローが不可欠。そのためには、ミスを重ねても愛想を尽かされないキャラクターでなくてはなりません。

ミスを減らす努力をしつつ、ミスをしても愛され、フォローされる人間になるように心がけましょう。

そのためには、自分にできないことは、人にも求めない寛大さも大切です。

人間、コンプレックスを持つと、自分よりできない人間を探したい衝動に駆られるものですが、それはもう、厳禁。

「○○さんのほうが、私より失敗が多い」

みたいなことを言いだしたら、周囲から、〝目クソが鼻クソ笑ってる〟と見られるのが落ちです。

また、いつも失敗をしていると、人の失敗まで自分のせいにされてしまうことがあります。明らかに事実と違うなら、きちんと訂正するのはかまいませんが、間違っても、自分の失敗を人のせいにすることはないように。

そして、自分の現状に開き直らず、ましになろうとする努力は、もちろん必要です。そして、その努力を続けてさえいるならば、カメの歩みの進歩でも、少しずつましにはなっていくはず。

その日が来るのをねばり強く待ちながら、周囲に感謝し、けっしてくさらず、日々のお勤めに励みましょう。

記録に始まり記録に終わる――実習という不思議な世界

大学、専門学校といった教育課程の違いを問わず、看護学校に特徴的な教育に、病棟での実習があります。

この実習では、学生がひとりの患者さんを受け持ち、その疾患《しっかん》について学び、必要なケアを計画し、実施するのが基本。学校によっては、夜勤実習や、ひとつの病室を何人かの学生で見るチーム実習など、特徴ある実習を組み込んでいるところもありますが、ベースになるのは、患者と学生の一対一のかかわりであり、ここが、学生と看護婦の一番違ってくるところなのです。

実際、看護婦として働き始めると、一対一での患者さんとのかかわりというのは、ほとんどありえません。最近では、看護においても日々の業務に流れることなく、患者さんの個別性をとらえられるように、ということで、いわゆる医師の主治医制にも似た〝受け持ち制看護〟がとられるようにはなっていますが……。

それでも、いざ勤務となれば、休みや他の勤務帯で出ている看護婦が受け持っている患者さんのケアもするわけで、一対一の援助にはけっしてなりません。

ですから、ひとりの受け持ち患者さんのことをひたすら考えられる看護学生時代は、まさに究極の看護がありうるでしょうし、たまたま学生時代にそうした感動あふれる実習ができた看護婦のなかには、その思い出があまりに強烈で、実際働きだしてからの看護にもの足りなさを感じてしまう人もいるようです。

これは、看護婦をめざす人間にありがちな真面目さゆえなのでしょうが、このあたりに私、実は問題を感じてたりするんですよね。

実際、感動あふれる実習をした人でなくとも、

「純粋で、ひとりの患者さんにのめりこめた学生時代は、本当によかった。看護婦になると、みんな現実に流されて、だめになっちゃう」

みたいなことを言う人って看護婦の世界には少なくありません。他の世界だと、

「会社の論理に流されて生活するのはいやだ。学生時代の自由な心に戻りたい」

なんて言ったら、ただの未熟者でしょう？　人間、それなりに利潤を追求する論理のなかで、生活のために働きながら、生きていかなきゃならないんですから。看護学生の実習

に看護の原点を探る視点はもちろん大切ですが、ひとりひとりの看護婦に、それを究極の看護と心得ろ、みたいな論調は、いただけません。

看護婦が患者さんと一対一の時間を持ちえない環境それ自体は問題があるとしても、看護婦よりも学生の看護を評価するような論調は、若さ・純粋さを至上のものとし、熟練や経験を否定する、女性に対して特徴的な社会の見方と重なるように、私には見えます。

だから私は、看護の世界で、学生時代がかけがえのないものとして語られたり、基礎教育の違いがのちのちの成長を決める、といった論調が出てくること自体に、かなり警戒心を持っています。

実習は、たしかに貴重な体験をさせてくれるし、基礎教育は大切ですが、看護婦としての勝負は、その先で、息長くやっていかなければならないことなのです。

看護学校を出るのはすごくしんどいから、思い出が美化される度合いも大きいのでしょうが、そのあたりは冷静に考えたほうがのちのちいいように思います。

学生さんは、しょせん学生さん。

そう思って温かくかかわるのが、大人の看護婦のかかわり方ではないかと思うのです。

前置きめいた話が長くなりましたが、それというのも、看護婦にとって実習の思い出というのは、なかなか愛憎相《あい》まみえる、すごいものだから。

私の中にも、気をつけていないと、自分がした苦労は人にもさせたい、それができなきゃせめて自慢したいという、どうにもみにくい部分があって、それを自覚し、ひょんなところでそれを出さないようにするのは、なかなか苦労なことなんです。

実際、実習はカリキュラムが変わるごとに、少なくなる方向にあります。大学、短大は専門学校に比べるとさらに少ないし、この変化はこれからも進むでしょう。

これを、〝現場で使えない看護婦が出てくる〟と批判する人もいるようですが、私はそれにはうなずけない。そもそも学生がいくら実習に励んだところで、即戦力になりえない複雑さを持ってるんですから、すぐに使える看護婦を養成しようという発想自体、無理があるんです。

みんな、新人時代のことは忘れてしまうから、〝自分は実習が多かったおかげでできた〟なんて気になってますけど。

実際には、入ってくる新人のレベルなんて、年によって多少のばらつきがあり、気質に変化が見られる程度で、実はそれほど変わっていないんじゃないでしょうか。

今でも、特に看護専門学校の学生は、他の一般大学の学生に比べれば、本当に実習や勉強に追われています。どうせ先は長いのですから、あそこまで追いつめなくても、と思ってしまう私は、不真面目なのかなぁ。

〝今の学生は遊びすぎだ〞〝今の学生はたるんでる〞という人たちは、一度、看護学生以外の若い人とかかわってみればいい。

いかに看護婦をめざす人たちが真面目に人生に取り組んでるかが、わかると思うんですけどね。

実際、看護学生時代の私が一番欲しかったのは、ひたすら〝ゆとり〞でした。

私が学生だった一九八五年ごろは、今より実習時間が多く、振り返ると三年間のうち半分以上は病棟に実習に出ていたようなもの。一日の実習時間も長く、八時からだいたい十六時までのところを、朝は七時から出て準備し、夜は二十時まで居残り、なんてこともしばしばでした。

また、指導者にも厳しい人が多く、病棟によっては、泣かない日がなかった時もあった。そして家に帰れば帰ったで、提出する記録を仕上げるために夜も眠れず、実習期間はもう、ぼろぼろだったのです。

実は実習期間中もっともつらかったのは、この記録でした。

看護学校在学中から雑文を書いていたので、

「宮子は、書くの苦じゃないからいいよね〜」

などと同級生から言われていましたが、それはまるで逆。

私は書きたいものを書きたい文体でしか書けないので、書きたくもないことを、自分のスタイルじゃない文体で書くのは、まさに地獄の苦しみだったのです。

私の好きな文体は、〝です・ます〟をベースに、体言止め、〝だ・である〟をリズムによって混ぜる文体。実習記録は当然、〝だ・である〟に統一しなくてはなりませんから、それだけで気の滅入《めい》る作業だったのです。

当時の実習は二週間が一単位で、実習病棟ひとつに受け持ちは原則ひとり。外科、内科、小児、母性（産科）などは四週間で、受け持ち患者は二人とだいたい決まっていました。

記録は、この受け持ち患者の看護展開についてのもの以外に、その日の実習について経時的に記入する実習日誌があり、

「忘れないうちにその場で記録していきなさい」

と、学校の先生は言うものの、実際指導に当たる現場の看護婦からは、

「とにかくベッドサイドに行きなさい。記録ばかりしてたらダメ」

と、言われて、たいていの場合、すべてを家に持ち帰って仕上げるのが常でした。

疲れた身体で、家に帰ると、もう病棟でなにをしたかなんて、忘れちゃいます。

それでもためしたら最後、二度と書けなくなりますから、がんばってその日のうちに仕上げ、翌日の計画を立てるところまでがんばらねばなりません。

　毎朝、引き継ぎのあとに学生は〝行動計画の発表〟なるものをさせられるので、その時までに計画がきちんと立っていないと、指導者に思いきり突っ込まれ、立ちんぼさせられることになります。

　その恐怖から、眠い目をこすり、必死に計画を立て、行なわれる検査や処置の下調べをして、眠るころには明け方、なんてこともしばしば。

　こんな生活が月曜から金曜まで続き、土曜日は学校で先生の指導を受け、金曜までの反省と総括、そして来週に向けてのアドバイスを受けました。

　記録で特に大変なのは、受け持ちになって二、三日のあいだ。この間に情報収集をし、その内容を記録にまとめて、患者さんの抱えている健康上の問題を洗い出し、それに向けての援助計画を立てなければなりません。

　これが遅れると、もう延々泥縄状態。記録がまとまらなければ、その日その日ケアに追われてがんばっても、下手すると再実習の憂き目が待っています。

　だいたい、病状の思わしくない患者さんほど、問題を多く抱えているため、問題ごとにまとめる記録の量も多くなる傾向があります。

おまけに、たいへんな思いをして最初の記録をまとめたところで、いきなり患者さんが亡くなったりしたら、もう悲劇……。

その日からまた新しい患者さんを受け持ち、また情報収集からやり直しですから、その死を悼《いた》みつつも、わが身を嘆きたくもなるのが本音です。

私も、内科の実習で、最初の一週間で患者さんが亡くなってしまった時は、まさにこんな感じでした。

白血病の最末期の患者さんを受け持ち、はじめの三日はほとんど寝ずに、生命に直結する〝感染〟〝出血〟のほか、〝不安〟〝寝たきりであること〟など、数個の問題をあげて、それについてケアするプランをようやく立てたところに、患者さんが亡くなって……。

朝病棟に行ったら、患者さんはおらず、すでに片づけられたシーツの白さだけが、目に飛び込んできたあの時のことは、今も忘れられません。

苦しいなかでも学生に気を遣ってくれた、優しい患者さんの人柄が思い出されて泣けたのはもちろんです。でも、これからまたあの苦労を一からやるのかと思って泣けた部分があったのも、正直なところでした。

実習といえば〝記録〟の思い出になってしまうほど、記録は学生にとってかなりの負担です。

先ほどのように重症の患者さんを持った時には、そのたいへんさは悲鳴をあげるほどですが、じゃあ軽症の患者さんだったら楽かというと、それがまたたいへんな場合もあるのです。

別の内科病棟で実習した時の受け持ち患者さんは、足のけがから壊疽《えそ》を起こしている、重い糖尿病の男性でした。

彼の場合、身のまわりのことはすべて自分でできたのですが、問題となったのは、本人の病識のなさ。糖尿病の怖さを教え、食事制限の必要性を理解させるべく指導に当たったのですが、なにぶん能天気な人で、どうにも指導のしようがありませんでした。

パンフレットを作ったり、本を買っていったりして指導を試みるのですが、彼は自分に興味のある話しかしません。

彼の趣味は発明で、いずれ自分が義足になった時には、使いやすい義足を発明するんだ、と意気軒昂《いきけんこう》でした。

こちらとしては、いかに今の症状を悪化させず、義足にならないようにするかを話しているんですけど……。

義足に関心が集中している彼の気持ちを、糖尿病の自己管理に戻すことは、結局最後まできませんでした。

あの時の彼と私の会話ほど、記録に迷ったことはありません。

行なった援助を記録する欄には、延々、私が糖尿病について彼に語ったことが記されています。

ところが、それに対して書かれている彼の言葉は、すべて義足と過去の発明について。

「一単位は八十キロカロリーで、これを単位交換の形で、一日の摂取カロリーを守るようにするのがいいと言われています」

という私の言葉への彼の答えは、

「てこの原理を応用して、動きが軽い義足が作れないかと思っています」

これってもう、完全にすれ違ってますよね〜。

彼に対して必死に指導したあのころは、遠い昔。でも彼は、病気とつきあうひとつの方法を、教えてくれた気もします。

彼は確実に、病気を明るくとらえていました。

それがわかったのは、私が看護婦になってからのことですが。

このように、学生にとって記録はたいへんな存在です。

記録偏重の実習のあり方にはいろいろ批判もあり、どちらかといえば記録の量は減らされてきています。しかし、看護の世界全体では、看護の技と知識を共有するうえでも、書き残すことは大切だ、という気運はますます高まっています。この先も、看護学生にとって、記録は実習のかなりの部分を占める存在ではありつづけるでしょう。ただ、実習に占める記録の割合は大きくとも、それがすべてでないのもまた事実です。記録はできなくても、本当に暖かい人間性から患者さんに好かれる学生もいれば、記録はできても、要領がいいだけで、けっして好かれない学生もいます。

今の教育のシステムだと、後者の学生のほうが評価されてしまい、これは実のところ、大きなジレンマのようにも見えます。そんな評価基準にも、あらはあると思うのですが、今のシステムにどんなあらがあるかは、みんなでわかっておく必要がある気がします。

それにしても、看護婦になってわかったことは、四六時中、学生につかれる患者さんもたいへんだったんだな、ということ。もちろん、マンツーマンで相手をしてくれて、身体をくまなくきれいにしてくれてと、進んで受け持たれたい患者さんもいますが、具合が悪い時は放っておいてほしい人も、少なくないんですよね。

また、怖い、怖いと学生が逃げまわっていた指導者の方たちも、自分たちの仕事の合間に、学生の記録を見て、世話をして……。それはそれでたいへんなことだったんだなあと、今では思えるようになりました。

実際、指導者として怖かった人が、看護婦同士になると、とてもおもしろくていい人だったこともしばしば。学生から見て、看護婦が怖いからと、そこへの就職を避ける必要は必ずしもなさそうです。

実にいろんな人からお世話になって、看護婦は一人前になっていきます。

そのことを忘れず、長く働いて、後輩にもそれを返してあげようと思うこと。疲れている時にもそうしろと言えるほど私自身立派じゃありませんが、頭の隅にはそんな気持ちを、持っていたいなと思うのです。

看護学校の授業はおもしろい！——しっかり身につく、知識と技術

看護学生時代を振り返ってまず思うのは、とにかく慌ただしく盛りだくさんな三年間だったなぁ、ということです。

とかくその忙しさ、たいへんさが話題になる看護の現場ですが、それに耐えられるのは、あの看護学校の三年間を経てきているからなんだろうと、妙に納得してしまうのです。

最近では、大学や短大が増え、実習時間が減るとともに、看護専門学生に比べると、ゆとりのある学生生活を楽しむ人が増えているようです。

また、看護専門学校でも、ゆとりの重視から、これに似た変更もいろいろと行なわれています。

しかし、しかし……。

このような変化がかなり進んでも、看護学生はその他の学校の学生に比べると、まだま

だ過密なカリキュラムに追われ、余裕のない学生生活を送っていることには変わりないと思うのです。

　誤解を恐れずに言えば、一般の大学生と看護学生の一番の違いは、一般の大学生が社会人になってから時間の自由を失うのに対して、看護学生は、むしろ社会人になってからのほうが時間の自由が持てることではないかと思います。

　もちろん、看護婦という専門職においては、絶え間ない学習は欠かせません。緊張感ある職場に慣れるまでは、かなり苦しい時期もある。

　それでも、就職して半年もたち、職場に慣れるころには、少なくとも実習期間中よりも余裕を持って、オフの時間を楽しんでいたように思います。

　もちろん、これは出身校や配属される職場によって感じ方は違うでしょうが。しかし、少なくとも看護学生の場合、あまりに気ままな学生時代を過ごしたがために、社会生活に適応できない、なんてことは起こりえない気がします。

　授業期間は予習復習に追われ、実習期間は記録に追われ、の看護学生の生活。それこそ看護学校に入るまでは、その時代なりに〝今日びの高校生〟〝今ロびの若者〟だった人間が、なぜそんな生活に適応できるのか、そっちのほうが不思議ではありますよね。

　私にしたって、気ままなバイト狂いの大学生だったのが、いざ看護学生になったら、本当に真面目に看護学生やってました。まあ、〝やりがいがあるから〟と言ってしまえばひと言で終わってしまうのですが、じゃあそのやりがいとはなにか、看護学生であることの魅力とはなにかについて、お話ししましょう。

また、蛇足ながら、看護学生がつまずきやすい悩みについても、ささやかなアドバイスをお届けしたいと思います。

私が看護学校に入ってまず感じたことは、とにかく、この学校を出れば看護婦として働けるんだ、という厳粛な事実でした。

今では、病院不況による人員の削減や、看護婦の志望者の増加などの要因から、看護学校を出て国家試験に受かっても、希望どおりに就職できない人も出てきているそうですが。

現場はけっして人が足りている状況とはいえないのに、看護婦の就職難なんて……。採用したくとも、なり手が少なかった時以上に、実は問題が複雑になっていることを、肌で感じています。

本来なら、就職難なんてまだまだありえないこの状況で採用が絞られていることについては、現場の看護婦のだれもが、割りきれない思いを抱いています。これから看護婦になろうとしている人たちのためにも、私たちがなんとかしなきゃ、と思うしだいです。

女子大生の就職難、という現実に直面して看護学校に入り直した私にとっては、とにかくこの魅力は大きかった。どんなにつらいことがあっても、とにかく卒業するんだと、腹をくくっていたんです。

しかし、そんな意地だけでは、あの三年間を乗りきることはできなかったと思います。最初に当たった壁は、特定の教員、指導者との摩擦でした。

看護学校の先生や、臨床指導にあたる看護婦のなかには、とにかく厳しければ高等教育だ、みたいに思い込んでいる人もいて、学生の気持ちをずたずたにするようなことを平気で言う人もいました。

これはきっと、彼女たち自身がそうした教育を受けてきてしまったからだろうし、良くも悪くも画一化されず、教え手の生《なま》の姿が出てくるって意味では、悪くはないと客観的に考えるようにして、乗りきりました。

人間関係って、自分が立派でなければばって思うのも、相手に立派であることを望むのも、疲れるものでしょう？　特に好き嫌いで選べない関係においては、相手に望みすぎることは禁物。

看護学校においては、実習などを通じて、教師と学生の関係は、異常に接近しがちですから、たかだか合わないひとりの教師のために、自分の選んだ道を見失うことがないように、と言いたい気がします。

ただ、そんなことはわかりつつ、そう割りきれないのは、看護学生にはなかなか、学校のことを忘れてリフレッシュする時間が取れないからでしょう。

実習期間であれば、実習のない土・日だって記録にかかりっきり。これじゃあ、月曜からまた顔を合わせる先生や指導者の顔ばかり浮かんだって、仕方ありませんよね。

できれば、無理をしてでも月曜から金曜のあいだに記録の整理はすませ、土・日は遊ぶ――。そんなメリハリある生活ができれば一番いいのでしょうが、受け持ちの患者さんによっては、やっぱり無理ですよねえ。

私も、こんなふうに、看護学生にありがちな悩み多きくら〜い日々を送りもしました。しかし、それでもなんとか乗りきったのは、くさい言い方ですが、結局のところ、看護の勉強がおもしろかったからだと思うんです。

大学でちょっとかじって終わった文学の勉強は、はっきり言って二十歳やそこらの子どもには、なにがどう自分の実になるのか、わかりませんでした。もちろん、三十代の今になって学んだら、きっとおもしろいだろうとは思いますけど。

あのころはとにかく、自分の将来に直結する、すぐに役立つ勉強がしたかった。若い時期って先のことが不安でしょうがない分、より現実的なものを求める方向が、あったのかもしれません。

その意味では、看護の勉強は、職業にも直結するし、自分が生きていくうえですぐに使うことができる、すばらしい勉強だと感じられました。

また、単にすぐに役立つ実学というだけでなく、看護学を確立させようという、学問としての若さ、意気ごみも、魅力だった。それだけにあの意気ごみが今、権威主義と結びつきつつあることには、非常な淋しさを覚えるのですが……。

それでも、こうした意気ごみを純粋に持ち続けている人は大勢いますし、そうした人たちの業績によって、より高い看護の知識と技が継承されていくものと期待できます。

その活動する場が、研究の場であれ、教育の場であれ、臨床の場であれ、ひとりひとりがよりよい看護をめざして取り組んでいる姿は、本当に感動的なもの。

学生時代、臨床で働いている看護婦や、学校の先生たちに対して、その部分での尊敬の念を持てたことは、本当にラッキーだったと思います。

ですから、今にして思えば本当に子どもっぽい感覚だった気もしますが、自分が今書いている記録が、明日の看護学の発展につながる実験なんだ、という意気ごみだけは、いっちょまえにあったんです。

今読み返せば、本当につたない記録で、眠気と闘いながらのやっつけ仕事ではあったんですが……。

それでも、あの意気ごみがあったからこそ、あれだけ膨大な量の記録をこなせたんだろうとは、思いますね。

看護の勉強に限らず、照れないで大志を抱くことは、実は素敵なことなんだと思いますよ。どんなことでも、自分がやっていることがばかばかしいことだと思いだすと、今すぐやめたくなっちゃいますから。

ところで、看護専門学校の授業は、専任教員を中心に、看護の専門科目は実習病院の医師、看護婦。一般教養（例／心理学、教育学ｅｔｃ……）は一般大学の教員などとともに、さまざまな非常勤の講師を迎えて行なわれます。

大学、短大に比べると、教えることに慣れていない人が教える率が高い分、当たり外れは大きいかも。しかし、社会人としての豊富な経験談が聞けて、なかなかおもしろい授業も少なくありませんでした。

特におもしろかったのは、医師と看護婦の授業。たとえば、〝消化器疾患の看護〟だったら、疾患について医師が授業をし、看護については婦長クラスの看護婦が授業をします。

医師のなかには、延々今の病院経営のあり方について大演説を始める人がいたり、身ぶり手ぶりで患者さんの症状をまねするのが異常にうまい人がいたり、本当に十人十色。なかなか楽しめる授業だったんです。

また、〝母性〟の授業では、避妊教育に生命をかけている医師が講義にきて、毎回各種の避妊具を片手に、熱の入った授業をしてくださったことも。この授業については学生のだれもが熱心で、異常にノートをとりまくっていました。これなど、まさに〝役立つ授業には身が入る〟の典型でしょう。

経験豊かな看護婦の授業も、また味があるものでした。

慣れない講義に固くなって最初は板書に明け暮れていても、リラックスするうちに看護婦として働くなかでのうれしいこと、つらいことなど、さまざまな体験を、ぽろり、ぽろりと話してくださるようになります。

それは、今思い出せば、患者さんが亡くなって悲しかったとか、感謝されてうれしかったとか、ささやかな話なのですが。

まだ学生の身だった私たちには、どれもが貴重な話ばかり。自分のたしかなフィールドを持っている人の強さ、誠実さをしみじみと感じ、絶対に看護婦になるぞ、という思いを新たにしたものです。

すべてが経験、と言いきる気はないのですが、学生時代の自分を考えると、やはり医療、看護という〝現場〟を持つ世界では、教え方以上に、その人がその現場でなにをし、なにを感じ、なにを伝えたいのかということが、教育の現場で問われる気がします。

その意味では、私はあの学校で、当たり外れはありながらも、まあいい教育を受けてきたんじゃないかと思う。その実感と自信があったからこそ、三年間を無事終えることができたんじゃないかと思います。

看護学生であることは、今でもやっぱり、とてもたいへんなことだったと思います。三年を四年にしてほしい、もっとゆとりがほしい、教員の数を考えてほしいなど、改善してほしい点を言いだせばきりがないんですが、それがすべて直ったところで、やっぱり看護学生って、他の多くの学生よりは、厳しい生活を強いられるんじゃないかと思います。それは、この仕事が、ある種の自分に対する厳しさとか、真面目さといった、深刻なものを求めてくるから。

個性も必要、自由な発想も必要と、看護教育の流れはかなり変わってきていますが、やはりこの看護が抱えるある種の〝深刻さ〟がある限り、看護を学ぶことは、おもしろおかしくできることではない気がします。

看護学校の三年間で学ぶことは、それまで学んだなによりも深く、重いものとして、心に残るでしょう。

人間について。死と生について。人と人とのかかわりについて。人間にできることとできないことについて……。

こうしたことを、折に触れて考えながら、学生は皆、同じ年の他の学生よりも、大人びていくように見えます。

学校のシステムその他にさまざまな問題があるとしても、看護を学ぶことは、自分自身の成長につながることであり、看護学校は本当の意味での大人を作る可能性を持った学校だと、信じています。

看護婦の多くは、

「看護学生には二度と戻りたくない」

と、言います。それは単に学校がどうとか、教師がどうとかいう問題だけではなく、無理やりにでも成長していかなければならないつらさが、そう言わせる気がします。

それでも、やはりみんな、看護婦になった自分は肯定しています。

つらくても、その先に確かなものがある――。

これが、看護学校の確かな魅力だと思います。

看護学生の適性／看護婦の適性——だめな学生ほど長く働く？

看護学校時代、私たちのクラスで流行《はや》った言葉に、〝看護学生に向いてなくても看護婦には向いてる〟というのがあります。

一学年四十人、専任の看護教員六人の小さな所帯では、なによりクローズアップされるのは、学生と教員の相性。もう少し学生が多ければ、教員の目も学生の生活隅々まで行き渡ることはないでしょうし、教員がもう少し多ければ、学生もそのなかから合う人を見つけて、やっていけるはず。

少人数での教育では、お互いの関係がいやでも密になり、いったん〝合わない〟と感じた学生はもう、逃げ道がなくなってしまうんです。

これは、おそらく専門学校、短大、大学などの仕組みを問わず、その学生と教員の数によることだと思います。

さらに、実習での教員と学生のかかわりは非常に深く、病院で実際の患者さんとかかわるうえでは、言葉遣いや態度のひとつひとつまで指摘されるため、どうしても学生は窮屈な思いをしてしまいがち。

他の専門分野の学校に比べても、看護学校は、カリキュラムの過密さ、取り組みの真剣さと、学生に求められるものは非常に重いと思います。学生のなかには、こうした学生生活の窮屈さに嫌気がさしてしまって、〝自分は看護婦には向かないのではないか〟と迷う人も出てくるのです。

この厳しさが、いつまでもこのままでいいかは、私自身、かなり疑問に思っています。学ぶことが多いのだから、勉強づけになるのは、ある程度仕方がないにしても、教員が学生の生き方や人格を否定するようなことを言ったりするのは考えものですし、画一化された優等生的な答えばかりを期待されるのは、学習への興味をそぐものではないかと思います。

ある看護学校では、教員が学生に対して、ことあるごとに、

「あなたの看護観は？」

と詰め寄るんだそうです。でも、こんなことを学生が聞かれて、本当に答えられるのかなあ。

私自身、看護婦を十年やるなかで、看護観なんて、新たな発見があるごとに揺らいだり変わったりするし、むしろその変化を楽しむことが、看護の楽しさなんだと思うんですけどね。

そしてその看護観を語ろうとすれば、それこそ一冊の本になっちゃう——。この奥深さがあるからこそ、元来怠け者の私が本なんて書いてるんでしょう。

教員の皆さんは皆さんで、学生の思考を深めようと思えばこそ、こうした問いかけをするのでしょうが、とてもひと言で言えないことをひと言で言わせようとするのは、かえって浅い思考や、反射的・教科書的な優等生を作るばかりではないかと思うのです。

そして、実際看護婦として働きだすと、現実はそれこそ、奇々怪々。

生真面目で、ひかえめな、〝患者さんの立場に立って〟という看護観の似合う、優等生だった学生では、すぐにその矛盾に耐えきれなくなってしまうでしょう。

しかしその一方で、どんなにいい加減な性格の人間でも、看護学校に入ると、一般的なレベルよりは、かなり優等生な人間になって出てくる、ということも事実です。

これは、学校の教育方針とはまた別の話で、人の命を預かる厳粛さがこの仕事にある以上、最低限の責任感、真面目さは身につくということです。

ですから、看護学校の先生方は、この看護本来の持つ、〝人の襟《えり》を正させる力〟はもっと信じていいように思います。最低限の知性と感性、そして看護婦になろうという意欲のある学生であれば、看護婦に必要な最低限のモラルは、現場に出ることで身についていくと思うのです。

看護婦をひとつの、安定した割のいい仕事とみる醒《さ》めた感覚でこの世界に入った私でさえ、やはりそうでした。

そして、真面目に仕事に取り組むことは、とても気持ちのいいものだし、そこに自分の居場所も見つけられるものなんです。

私の場合、持ち前の不器用から、業務に慣れるだけで三年かかった。そしてその間には、不器用だからこそ、笑顔では優しさではピカ一でいたいと、余計に思いつめていました。だからこそ、ようやく業務に慣れて、ようやく患者さんとの人間関係に目を向けられるようになった時、その理想と現実とのギャップに、大きなショックを受けたのです。

そこには、他の世界と変わらない、時にみにくい人と人とのぶつかりあいがありました。そのなかで、私は看護婦と患者さんも人間同士、不完全な部分もあるんだと、最終的には悟り、自分に対していつも天使のようであることを課すのはよそうと開き直り、それによってひとつの壁を越えることができたと思うのです。

それこそ、同じ看護をしても、その受けとめられ方は、患者さん自身の性格とか、人生への満足度によって、大きく違ってきます。

たとえば、五分背中をさすっても、心からそれを喜んでくださる患者さんがいるかと思えば、一日じゅう足をもんでも、もんでもらえなかった時間のことばかりあげつらねて、看護婦を責める患者さんもいらっしゃるのです。

こんな時、看護婦が持ち前の真面目さから、患者さんの満足が得られないのは私たちの看護が悪い、とばかりにいくらがんばってみても、満足を得るのはとても難しいことです。いくら手を尽くしても患者さんを満足させてあげられないことは、看護婦にとってはとても悲しく、つらいことなのですが、でも、こういうことってやっぱりあるんですよね。

真面目な看護婦は、それを人手不足で患者さんひとりに時間をかけてあげられないことや、心の余裕なく看護をしていることに理由を求めようとするのですが……。

私自身は、患者さんがそれぞれの人生を背負って病院に入っている以上、その人生への向き合い方が、看護婦とのかかわりに持ち込まれるのも、致し方ないことだと思います。

つまり、自分の人生にきちんと向き合えなかった人や、恨みつらみのたまっている患者さんは、往々にして、看護婦に対してそのマイナス感情を爆発させやすい。すべての原因をそれに求めて、自分の看護に対して無反省になるのはもちろんいけませんが、看護の力でその人の人生への思いまで埋め合わせられると考えるとすれば、それもまた、とても傲慢な発想に思えるのです。

したがって、看護婦は、自分の真面目さゆえに、傲慢になったり、すべての責任を引き受けて自己評価を下げたりすることにも、気をつけなくてはいけません。

その意味では、看護婦を続けていくためには、ある種の割りきりや、自己肯定というものが不可欠。

これは、今の看護教育で培《つちか》われる真面目さや、まっすぐさとは対極にあるものですが、この両者をうまく合わせ持っていくことが、仕事を続けていくうえでは、大切なのだと思うのです。

学校で習わなかった、と悩むのは、新人時代の特徴です。何年かたつうちには、現場は学校で教えきることがどうてい不可能なくらいの複雑さを持っていると悟り、そこにおもしろさを見いだすことができるのですが……。

学校で習ったこと以外に武器を持たない新人にとっては、その武器が役に立たない状況に立つのは恐怖であり、なにかにつけて手持ちの武器が役立たないかと手探りするのも、致し方ないところでしょう。

私が初めて学校で習ったことの無力さを知ったのは、こんな場面でした。

ある夜勤の朝、私はおむつ交換や採血、洗面、そして絶え間なく響くナースコールに追われながら、走りまわっていたのですが、あるナースコールを拾った時、なにをおいてもまずそれをやらなければと思ったんです。

それは、肝臓がんの最末期の中年男性のコールで、個室でずっと付き添っている奥さまが、彼に代わって、痛みどめを希望したものでした。

我慢強い彼は、私たちへの遠慮と、強い痛みへの拒否感から、定時で投与している痛みどめ以外には、痛みどめを希望してくることはありませんでした。

私たちにしてみれば、残り少ない生命を、痛みで苦しませるのは忍びなく、痛みどめを増やす方向で考えていたので、彼が自ら痛みどめを希望してきたことは、治療・看護の方向性にとっては、プラスの材料でした。

このチャンスを逃すわけにはいかない。それに、とにかく痛みを取ってあげたい——。

そう思った私は、すぐに指示を確認し、準備にかかります。

しかし、その痛みどめの指示は、塩酸モルヒネを硬膜外カテーテル（鎮痛剤を注入するために腰椎から神経に向かって直接挿入する細いチューブ）から注入するもの。モルヒネは、その管理のうるささから、準備も手間がかかるうえに、硬膜外からの薬液注入は看護婦だけではできません。金庫からモルヒネを出し、残っている数と使った数を確認し、注射器に注入する薬液を準備したら、当直医を呼んでやってもらわなければなりませんでした。

　そして、とりあえず当直医に電話し、五分後に来てもらうことを約束したあと、私は急いでモルヒネの準備にかかりました。

　この間、他の患者さんから水がほしい、氷枕《こおりまくら》がほしいと、ナースコールが鳴ったのですが、それはちょっと待ってもらうことにし、モルヒネの準備を急ぎました。

　ところが、そのなかの、氷枕を希望した中年の女性は、まるで待てないタイプの女性。おまけに、彼女のいる六人部屋は、通称〝めまい部屋〟と言われていた部屋で、不定愁訴の強い女性四人が、いつもひそひそ声を発しながら、固まっていたのです。

　いつも一緒の四人は、この時も一緒。それぞれに、氷が溶けた氷枕を持ち、

「頭がくらくらするから早く氷入れて」

「冷やしてないと頭が痛くなるから、早くして」

「頭冷やしてると気持ちいいのよ」

と、私に向かってせかします。

　私は、この時ばかりは、とにかくモルヒネが先、と思いましたから、

「すみません。あとで新しいのを持っていきますから。溶けた氷枕はそこに置いて、お部

屋でお待ちください」

と、お願いしたのですが……。

四人はカウンターの花をわざとらしくほめたり、窓の外を見たりしながらも、ちらちらと私の動きを見て、それこそてこでも動かなかったのです。

その威圧感に根負けした私は、準備のきりのいいところで、結局氷枕を作って彼女たちに手渡しました。その分、準備に足りないところが出たため、当直医が注入するのが遅くなり、最終的には約十分間ほど、不必要に彼の痛みを長引かせる結果になりました。

その夜勤が終わってから、私は、家に帰っておいおい泣きました。

それこそもう週の単位でしかない彼に残された時間のなかで、その十分間の持つ長さは、いかに重かったことでしょう。

〈患者さんそれぞれにニーズはあり、それには軽重はないかもしれない。看護学校でも、個々の患者さんのニーズに優先度はあるとしても、患者さんは平等、ささやかな患者さんのニーズも見逃すな、と教わってきた――。

でも、患者さんそれぞれの存在に軽重はないとしても、やっぱり一瞬が持つ重みは、命の残高によって違うはず。そこまで考えてなにを優先させるか決めたのに、結局押しの強

い患者さんの訴えに負けてしまった――。〉

そう思うたびに、ドアを開けた瞬間見えた、彼の病室の光景が目に浮かびました。

彼は、我慢強い彼は、奥さまと抱き合って、その激痛に耐えていたのでした。

その時以来私は、看護婦は、患者さんの声の大きさに負けないで、自分の判断を貫くことも大切なのかもしれない、と思うようになりました。

そう思いながらも、不器用な私は、業務に追われる日々のなかで、せめて笑顔はピカ一であろう、の思いに帰っていくわけですが……。

本当に、看護婦も人間、患者さんも人間と、肩の力が抜けるまでには、まだまだ時間がかかりました。

それでも、この事件を通して、学校で教わった理想だけではこの現場ではやっていけないんだ、ということに気づけたことは、本当に大きな収穫でした。

そして、それは、現場が初心を忘れているから、ということではなくて、現場が持つ生々しさ・複雑さゆえなんだ、自分もようやく人生本番に入ったのだと、プラスに考えられました。

学校で教わってきたことだけでは現場でやっていけなかったり、時に理想を教える学校と、現場での対処が食い違うのは、どの世界でもあることです。

それを、現場が悪い、教育が悪いと考えるのはナンセンス。ただ、ひとつ問題があるとすれば、看護学校で真面目に、優等生で、いつも自分が反省する、みたいな態度を身につけてしまった学生が、時に結果が出ない現場で、やりがいのなさを感じてしまうことが問題なのです。

その意味からすると、少しばかり羽目は外しても、理想と現実のギャップを楽しめるくらいのたくましさを持っている人のほうが、看護婦には向いている気がします。

看護学生にはいつも真面目な反省が求められますが、看護婦を続けていくには、自己肯定できる明るさ、強さが不可欠。そしてこの明るさと強さが、刺激の強い状況のなかでもやわらかい感性を守り、日常のささやかな出来事に、趣深さを感じさせるのだと思います。

今の教育のあり方において、看護学生には向かなくても、看護婦に向いている学生は、たくさんいると思います。

好奇心と、それなりの感性があれば、この仕事は変化に満ち、生きることの深さを確かめられる、すばらしい仕事でありつづけるでしょう。

看護婦になりたいと思っている皆さん。

そして、看護学生の皆さん。

あなたの選択は、間違っていません。

皆さんが同業者として白衣を着てくださる日を、私は白衣を着て働きながら、楽しみに待っています。

エピローグ

この本は、一九九六年にリヨン社から単行本として発行されました。いつものことながら、お引き受けしてから仕上がるまでの年月の長かったこと…。少なくとも二度の正月を越えたと記憶しています。

オリジナルのエピローグでは、なかなか書き進められなかった理由を三つ挙げています。

①内科から神経科（精神神経科）に移って、いろいろと迷いが生じたこと。同じ病院でも科によって業務の内容も患者層もかなり違うので、新しい場にはまるまでは、なんとなく腰が据わらないのです。第一部を書き上げたところで異動になり、ぱったと書けなくなってしまったのです。

②看護を取り巻く状況の変化。

いわゆる社会的地位が向上した分、権威主義や学歴主義など、ちまたの嫌なものもこの世界にたくさん入り込んできました。これから看護婦になろうと希望を抱いている方に対して、このような現実をお伝えするのはつらいことです。そのため、あれこれ頭を悩ますうちに、ぱたっと書けなくなってしまったのです。

③前作『看護婦だからできること』への強い思い入れ。

前作は、看護婦の仕事をポジティブに伝える本でした。あれを書くことで私はこの仕事の良さを再確認できたし、多くの人と出会うこともできたのです。だから、その続編を書くのはとても難しいことでした。看護の世界が抱える問題について触れようと思えば、なおさらです。ネガティブな表現をせずに現状を伝えるのは、あの時の私にはとても難しく感じられたのです。要はプレッシャーに負けて、ぱたっと書けなくなってしまったのです。

今この三つの理由を読み返すと、結局のところ〈ぱたっと書けなくなった〉言い訳ですねー。私の本のエピローグっていつもこのパターン。自分のペースでさくさく書けたらどんなにいいかと思いつつ、やっぱり私は、看護婦をしながら書く仕事もしていくでしょう。

その理由はと言えば、結局のところ、私はこの仕事が性にあっているから。
かくして私はこれからも、遅くなった言い訳を書き連ね、ひたすら編集者の方にお詫びする、〈土下座エピローグ〉を書き続けるのでしょう。

思えば『看護婦だからできること』は、私の、退路を断つ本でもありました。いかに好きな仕事でも、迷う時期は付き物です。人一倍迷いやすい私がここまで迷わずにきたのは、「ここまで書いちゃった」弱み、もあったかもしれません。「いい仕事だよ」と人に言っておいて、自分は辞めてしまうのでは、やっぱりかっこわるいでしょう?
書くほどに私は、この世界からいよいよ足抜けできなくなっていきます。そして時に「トホホ、トホホ」と嘆きつつ、この仕事を続けていくのが、私の選んだ暮らしなのです。

そして『看護婦だからできることⅡ』からさらに五年。この間の変化は、この仕事のいいところと嫌なところが、いよいよ曖昧になってきたことです。結果が出なくてくよくよしたり、頭をかきむしるほど悔しかったり、泣けるほど悲しかったり。そんなことさえ、趣深く、なんとなく実になっていく気がします。そしてどんなに切ない場面でも、ふと救われる瞬間がある――。つらいから悪い、悲しいからだめ、と言い切れない人の世の奥深さが、この仕事には詰まっています。
だから私は、人がこの仕事をなんといおうと、どう思われようと、きっとこの仕事は辞めません。社会的地位は低いよりは高い方がいいけれど、仮にそれが低かろうと高かろうと、私は白衣を着る。そこだけは、腰が据わっているつもりです。退路が断たれたからこそ、ここまでなんとかたどり着いた。これからも私は、しつこくこの世界に居続けようと思います。

そんな思い出深い本を、今回集英社文庫に入れていただくことになりました。集英社文庫編集部の堀内倫子さん、ありがとうございました。また、オリジナル同様表紙を飾ってくださった漫画家の高野文子さん、そして文庫版の発行を快諾してくださいましたリヨン社の加地満夫社長に、心から謝意を表します。
そして最後に、この本を読んでくださった読者の皆様、ありがとうございました。

二〇〇一年四月吉日

（この作品は一九九六年十一月、リヨン社より出版されました）

集英社文庫　目録（日本文学）

集英社文庫

看《かん》護《ご》婦《ふ》だからできること II

2001年5月25日 第1刷
2013年6月17日 第4刷

定価はカバーに表示してあります。

著　者　宮子《みやこ》あずさ
発行者　加藤　潤
発行所　株式会社 集英社
東京都千代田区一ツ橋2-5-10　〒101-8050
電話　03-3230-6095（編集）
03-3230-6393（販売）
03-3230-6080（読者係）
印　刷　株式会社 廣済堂
製　本　株式会社 廣済堂

フォーマットデザイン　アリヤマデザインストア　　マークデザイン　居山浩二

ISBN978-4-08-747324-7 C0195